Magnetic Meditation
자기명상

건강하고 창조적인 삶을 위한 '마그네틱 메디테이션'

Magnetic Meditation
자기명상

일지 이승헌 지음

한문화

머리말

약 30년 전, 나는 21일간의 극한 수행을 통해서 우리 몸에 에너지가 작용하는 원리를 온전히 몸으로 체험할 수 있었다. 그 강력한 체험을 통해 나는 이 세계가 보이는 물질만으로 이루어진 것이 아님을 알게 되었다. 그때 내가 본 것은 사방으로 무한하게 펼쳐져 있는 홀로그램과 같은 공간에 가득 차 있는, 빠르게 진동하며 움직이는 에너지의 파동과 입자들이었다. 그때 내가 인식한 나는 '육체의 나'가 아닌 우주의 모든 것과 하나가 된 '천지기운'과 '천지마음'이었으며, 진동으로 물결치는 빛 알갱이들의 일부분이었다. 그 순간 존재의 깊은 곳에서는 깨달음의 오도송(悟道頌)이 흘러나왔다.

"천지기운 내 기운, 내 기운 천지기운!"
"천지마음 내 마음, 내 마음 천지마음!"

끝없이 넓은 우주공간에 빈틈없이 가득 차 진동하는 에너지. 이 에너지는 시작도 없고 끝도 없다. 모이고 흩어짐은 있어도, 있고 없음으로 판별할 수 없는 절대불멸의 세계. 태어나고 죽는 것 역시 기(氣)의 뭉침과 흩어짐에 불과하다. 결국 사람도, 사물도, 자연도 모두 에너지의 운동일 뿐 결코 그 자체로는 소멸하지 않는다.

나는 깨달음 이후, 우연히 우리민족의 고대경전 천부경을 접하고 전율했다. 천부경 81자 속에는 내가 깨달은 이치가 고스란히 다 들어 있었다. 그때 나는 국조 단군의 건국이념인 '홍익인간 이화세계'의 정신이 깨달음의 정치철학이었고, 우리민족에게는 고대로부터 홍익정신을 실현하기 위해 몸과 마음을 닦는 수행법이 있었다는 것을 알게 되었다. 그리고 이것이야말로 대립과 경쟁 속에서 인간성을 상실해가고 있는 인류에게 절실히 필요하다는 생각이 들었다.

천부경은 하늘의 에너지와 생명의 세계, 우주의 이치가 담겨있는 완벽한 경전이다. 온 우주가 하나의 기(氣)로 통한다는 에너지의 세계를 설명한 것이 천부경이다.

존재하는 모든 것의 실체는 에너지이자 곧 '생명전자'

내가 깨달음을 통해서 본 에너지의 세계는 물리학에서 물질을 끊임없이 쪼개고 쪼개서 소립자 수준에 도달했을 때 보이는 세계와 매우 흡사했다. 현대 물리학은 나에게 많은 영감을 불러일으켰고, 이후 내가 '천지기운'이라고 부른 에너지에 '생명전자'라는 이름을 붙이는 계기가 되었다.

현대 물리학에서 밝힌 것처럼 소립자는 현재까지 인류가 발견해낸, 우주 만물을 구성하고 있는 가장 작은 입자이다. 그런데 내가 이름 붙인 '생명전자'의 개념은 물질로서의 소립자 개념에 한 가지가 더 강조된 것이다. 그것은 바로 소립자를 움직이는 마음의 힘, '정신'이다. '생명전자'는 순수한 의식 상태에서 체험할 수 있는 '생명 에너지를 담은 입자'이다. 생명전자의 차원에서 세상을 바라보면 생명전자 아닌 것이 없다. 나도 생명전자이고, 당신도 생명전자이고, 당신이 사랑하는 사람도, 미워하는 사람도 모두 생명전자이다. 꽃도 생명전자이고, 나무도 생명전자이며, 땅도 하늘도 우주 만물이 모두 하나의 생명전자로 진동하고 있다.

생명전자 차원에서 세상을 바라보면 모두가 하나의 근원에서 나왔고, 하나로 연결되어 있다. 결국 우리 모두는 똑같은 소립자로 구성된, 부인할 수 없는 완전한 하나의 생명체인 것이다. 이것을 진실로 깨닫고 나면 뭔가 대상을 정해서 분리하고, 차별하고, 미워할 것이 없다. 나와 너, 주관과 객관, 현실과 비현실이라는 이분법적 경계가 사라지고 모두가 같은 소립자의 세계에서 진동하고 있기 때문이다.

나는 깨달음을 얻고 난 이후 줄곧 이 깨달음을 어떻게 하면 현대인들의 감각에 맞게 좀더 보편적이고 대중적으로 전할 수 있을지를 고민해왔다. '전달되지 않는 깨달음은 깨달음이 아니다'라는 나의 지론에 입각해 360여 개가 넘는 콘텐츠를 연구, 개발하기도 했다.

그런데 이 모든 콘텐츠들은 에너지를 느껴야 체험할 수 있는데 현대인들은 기氣를 느끼는 감각이 약해서 그 세계를 깊이 경험하지 못했다. 그래서 나온 것이 '자기磁氣명상'이다. 자기명상은 내 깨달음의 실체이자 핵인 '생명전자'를 누구나 쉽고 빠르게 체험할 수 있도록 고안된 강력한 명상법이다.

왜 자기명상인가?

에너지는 보이지 않기 때문에 영어나 수학처럼 가르치거나 배울 수는 없다. 에너지는 각자가 터득해야 느낄 수 있다. 그렇다고 에너지를 터득하기 위해 아주 특별한 능력이 필요한 것은 아니다. 감각이 개발되면 누구나 느낄 수 있다. 마치 살갗에 와 닿는 따스한 햇살과 부드러운 봄바람을 느끼듯이, 에너지는 실제로 존재하며 구체적으로 느낄 수 있는 현상이기 때문이다.

느끼는 사람에게는 너무나 확연하여 도저히 부인할 수 없는 이 강력하고도 섬세한 에너지의 세계를 어떻게 하면 좀더 많은 사람들이 쉽게 체험하도록 도와줄 수 있을까 고심하다가 "아, 그렇지!" 하고 무릎을 치게 만든 것이 바로 자석이다.

모든 살아 있는 것은 생체 자기를 지니고 있다. 당연히 우리 몸에도 약한 자기가 흐른다. 자석을 철로 된 클립이나 못에 가까이 가져가면 클립이나 못이 자석에 따라붙는다. 자석을 손으로 잡고 몸 가까이에 대고 이리저리 움직여보면, 몸에서 찌릿찌릿한 자력감이나 전류감이 느껴진다. 우리 몸 속의 생체 자기가 자석의 자기에 반응하기 때문이다. 이 느낌은 우리가 보통 기수련을 할 때 느끼는 에너지의 감각과 매우 비슷하다.

자석을 이용하면 아무리 집중을 못 하는 사람도 빠르고 쉽고 강력하게 에너지를 체험할 수 있다. 나는 에너지의 세계를 더욱 효과적으로 체험할 수 있는 하나의 도구로 자석을 활용한다. 자석을 활용해서 에너지를 느끼고, 그 느낌을 증폭시키고, 몸의 다른 부위로 확산시켜보고, 또 다른 사람들과 에너지를 통해 소통하다 보면 그 과정에서 자연스럽게 명상의 기술을 터득하게 된다. 명상은 '지금 여기'에 집중하는 것이다. 집중하지 않으면 에너지를 느낄 수 없다. 그렇기 때문에 에너지를 느끼는 것이 곧 명상으로 연결된다.

명상의 궁극적인 목적은 본래의 자기를 찾는 데 있다. 내가 어떤 환경에서 어떤 교육을 받고 자랐든, 나이가 많든 적든, 직위가 높든 낮든 그것은 나를 이루는 극히 작은 일부에 지나지 않는다. 우리 안에는 우리가 생각하는 것보다 훨씬 크고 밝고 힘 있는 내가 있다. 그 에너지의 바다에 몸을 담글 때 우리는 조화롭고 순수한 의식 속에서 기성품이 아닌 자기만의 인생을 창조적으로 살아갈 수 있다.

자기력으로 세상 만물이 움직인다

내 집무실에는 크고 작은 다양한 생김새의 자석들이 한 모퉁이를 차지하고 있다. 내가 자석에 관심을 가지면서 선물로 받은 것도 있고, 호기심에 직접 구입한 것들도 있다. 이 중에서 내가 가장 애용하는 것은 '자석을 품은 지구본'이다. 나는 강연회가 있을 때마다 이 지구본을 꼭 챙겨간다. 이것을 통해서 추상적이고 관념적인 기의 세계를 아주 명징하게 보여줄 수 있기 때문이다.

밀고 당기는 힘, 이 자기력으로 세상 만물이 움직인다. 척력과 인력에 따라 우리 몸의 세포가 열리고 닫히며, 팽창하고 수축한다. 또 자석은 플러스와 마이너스라는 반대 극성을 지닌 한 쌍의 극이 한몸을 이루고 있다는 특징이 있다. 자석은 둘로 나눠도 다시 N극과 S극을 가진 자석이 된다. 초미립자로 쪼갠다고 해도 마찬가지다. 자석은 한 극만으로는 존재할 수 없다. 홀로 된 자석이 있다면 그것은 자석이 아니다. 홀로 된 음陰이나 홀로된 양陽은 존재할 수도 없지만, 있다고 해도 그것은 우주 만물에 아무런 영향을 미치지 못한다.

자석은 알면 알수록 신비하다. 자석의 N극과 S극은 항상 평형을 이루고 있다. 앞서도 말했지만 자석은 둘로 나눠도 다시 N극과 S극을 지닌 새끼 자석들을 만들어낸다. 막대자석의 한쪽은 빨간색의 N극, 다른 한쪽은 파란색의 S극으로 분리돼 있지만 실제로 N극과 S극이 이렇게 기계적으로 나눠지거나 고정돼 있지 않다. 잘라진 N극은 언제든지 S극이 될 수 있고, 그 반대도 마찬가지다. 이 둘은 서로 다른 양 극이지만 적대적으로 대립하지 않는다. 플러스는 언제든 마이너스가 될 수 있고, 마이너스는 언제든 플러스가 될 수 있다.

에너지의 순환과 균형이 문제다

이것은 사람에게서도 마찬가지다. 좋아하는 것과 싫어하는 것은 절대적인 것이 아니다. 기(氣)의 분배, 즉 에너지의 상태에 따라 계속 바뀐다. 기가 우리 몸 안에서 잘 흘러 기의 분배가 잘 이루어질 때는 기분이 좋고 마음도 열린다. 반대로 기가 잘 흐르지 못하고 막히면 기분이 나쁘고 마음도 닫힌다. 사람과 사람 사이도 마찬가지다. 기가 잘 흐르면 분위기가 좋아지고 잘 흐르지 못하면 문제가 생긴다. 주는 것 없이 미운 것도, 왠지 모르게 끌리는 것도 모두 보이지 않는 기의 상호작용이다.

모든 현상의 근원에는 에너지가 있다. 우리가 경험하는 육체적, 정신적 장애는 에너지의 순환과 불균형에서 비롯한다. 다시 말해 소통이 안 되는 탁한 에너지가 몸 속에 갇혀 순환이 안 될 때 그 힘은 파괴적으로 나타난다. 불안, 공포, 우울증, 자살과 같이 자신을 파괴하거나 폭력, 성폭행, 방화, 총기난사처럼 타인을 파괴하기도 한다.

많은 사람들이 학교, 가정, 직장 등에서 인간관계로 어려움을 겪고 있지만 근본적인 해법을 찾지 못하고 있다. 중요한 것은 에너지다. 에너지를 바꿀 때 실질적인 변화가 일어난다. 에너지가 서로 잘 통하고 조화로우면 인간관계도 좋고, 에너지가 막히고 흐르지 않으면 인간관계도 멀어진다. 그러므로 막힌 에너지를 잘 통하게 기운을 순환시키고 잡념을 멈추게 하는 것이 삶을 살아가는 데 그 어떤 공부보다 중요한 인생공부다.

인간관계에서 정말 필요한 것은 '어떻게 서로를 좋은 에너지 상태로 만들어주느냐'에 있다. 각자가 에너지 감각을 터득해 나와 내 주변에 흐르는 에너지를 감지할 수 있으면, 에너지의 균형이 깨졌을 때 스스로 균형을 회복하려고 노력할 수 있다. 또 에너지의 균형이 회복되고 나면 좀더 여유를 갖고 타인의 입장을 이해해줄 수 있다. 에너지를 좋은 상태로 만들 수 있으면 학교문제, 가정문제, 부부문제, 사회문제도 모두 해결할 수 있다.

자기명상의 핵심은 '의식의 0점'을 회복하는 것

여기 자석을 품은 지구본이 있다. 이 둥근 지구본 아래 받침대 안쪽에는 여러 개의 자석이 들어 있다. 그 힘들이 모이는 중심

점을 찾으면 지구본을 공중에 균형 잡힌 상태로 가볍게 띄울 수 있다. 지구본이 뜰 때는 자석의 서로 상반된 힘들의 총합이 0이 된 상태다. 이러한 상태를 그냥 아무것도 없는 것과 구분하기 위해 '진공의 자리', '참된 비어 있음'으로 표현하기도 한다. 이 0점을 찾지 못하면 지구본을 공중에 띄울 수 없다. 바로 받침대 귀퉁이에 철커덕 붙어서 누가 건드려주지 않는 한 꼼짝도 못 하는 신세가 되는 것이다.

공중에서 360도를 회전하며 빙글빙글 자유롭게 돌고 있는 지구본과 치우친 어느 한쪽에 붙어서 꼼짝 못 하고 있는 지구본. 여러분의 지구는 지금 어떻게 돌아가고 있는가. 대부분의 사람들이 본래의 자유로움을 잃어버리고 어느 한쪽에 치우쳐서 붙어 있다. 그 붙어 있는 대상은 우리의 감정일 수도 있고, 습관일 수도 있고, 개인적인 욕망일 수도 있고, 집단적인 이기

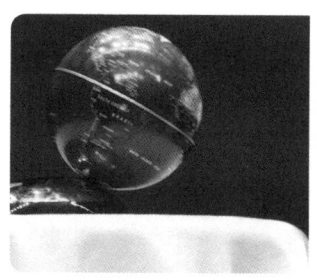 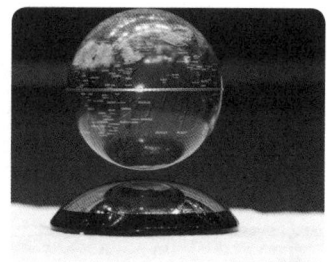

심일 수도 있다. 끝없는 경쟁과 욕망을 부추기는 물질문명의 시스템에서는 의식이 받침대에 붙은 지구본처럼 자유로울 수 없다. 그렇다면 어떻게 해야 감정과 욕망에서 벗어나 의식의 0점 상태를 회복할 수 있을까?

우선 받침대에 붙어 있는 지구본을 분리해야 한다. 몸에 붙어 있는 감정과 욕망에서 떨어져 나와야 한다. 바로 이 과정이 명상이다. 자기명상의 핵심은 의식의 '0점 회복'에 있다. 지구본을 공중에 띄우는 이러한 단순한 행위도 보기보다 쉽지가 않다. 연습이 필요하다. 하물며 우리의 삶 전체에서 이러한 조화와 균형을 회복하는 것이 한순간에 되지는 않는다. 다행스러운 것은 다른 사람, 다른 생명체 그리고 모든 존재와 조화를 이룰 수 있는 자연스러운 감각이 원래 우리 안에 있다는 것이다. 현재 우리가 안고 있는 여러 가지 사회적이고 환경적인 문제들은 이러한 자연스러운 조화의 감각을 잃어버린 데서 생긴 것들이다. 이제 이러한 감각을 깨우고 되살려야 한다.

절대가치와 상대가치

자석의 N극과 S극처럼 우리는 서로 다른 극은 끌어당기고 같은 극은 밀어내면서 본능적으로 자기가 좋아하는 극을 맞춰

놓고 그 방향을 쫓아다니며 살아간다. 우리 안에 있는 감정과 욕망은 싫고 좋음에 강하게 반응하며 지금까지 나만의 독특한 개성과 취향을 만들어왔다. 그런데 여기에 함정이 있다. 좋은 것이 항상 좋은 것이 아니고, 나쁜 것이 항상 나쁜 것이 아니기 때문이다. 그러니 좋아하는 것에 너무 빠지지 마라. 좋다, 나쁘다는 의식에 매이면 늘 시비가 끊이지 않는다. 게다가 좋은 것이 영원하리라는 보장도 없다. 좋은 것은 시대에 따라, 컨디션에 따라 수시로 변하는 상대가치다.

지금까지 좋아하는 것만 찾아 다녔다면 이제 자기에게 중요한 것이 무엇인지를 찾아보라. 그런 것들이 의식의 중심에 와야 한다. '부모, 자식, 스승, 제자, 나라, 지구'의 가치는 좋아하는 것이 아닐 수 있다. 하지만 중요한 것임에는 틀림없다. '상대가치'가 아닌 '절대가치'가, '좋아하는 것'이 아닌 '중요한 것'이 있을 때 에너지의 '중심'이 바로 선다. 영원히 변하지 않는 진리, 밝은 양심, 모두를 이롭게 하는 홍익철학, 이러한 것들은 수많은 정보의 바이러스로부터 우리를 지켜줄 수 있는 절대가치이자 삶의 원칙이다.

이런 회로가 뇌에 각인될 때 우리는 밝고 강한 생명의 자기장 속에서 감정의 파장에 동조하지 않고 그것을 관할 수 있다.

그렇게 되면 플러스에도 마이너스에도 치우치지 않는, 0점이 회복된 관찰자 의식으로 에너지를 주체적으로 변화시키고 창조하며 살 수 있다.

홍익의 가치를 깨치는 것이 뇌교육의 요체

이 책에 나오는 자기명상 수련은 모두 0점의 감각을 깨우는 놀이들이다. 틈날 때마다 자석과 함께 내 몸과 노는 기분으로 연습해보라. 자석을 손에 쥐고 돌리면서 밀고 당기는 미세한 힘의 변화를 느껴보라. 의식이 이러한 느낌에 집중할 때 잡념이 사라지고 생명의 감각이 깨어난다. 관념과 생각 작용이 그친 순수한 상태에서 내 몸의 생체 자기와 우주의 자기가 공명한다.

이 거대한 자기장 속에서 우리는 모든 것을 완전하게 정상으로 회복하는 힐링 에너지를 채울 수 있다. 60조 개 세포로 이루어진 우리 몸에서는 자연치유력이 일어나고, 마음에서는 감정의 정화작용이 일어나 갈등과 고민이 사라지고 꿈과 희망이 생긴다.

또 우리의 의식에서는 모든 것을 하나로 통합하는 홍익의 정보처리가 일어난다. 바로 이것이 뇌교육 프로그램의 요체다. 이렇게 전체와 합일된 에너지장 속에서 우리는 분리된 의식을 극복할 수 있으며 감정도, 욕망도, 생각도 내가 원하는 대로 조절하고 창조할 수 있다.

그동안 우리는 스마트폰과 인터넷으로 지식과 정보를 가지고 놀았다. 이제 이런 스마트 기기들은 잠시 놓아두고 자석으로 기놀이도 하고, 명상도 해보라. 손 안에서, 몸 속에서 무궁무진한 창조가 일어날 것이다. 자석을 가지고 놀다보면 우리 몸에 자기장이 형성된다. 이 자기장 속에 있을 때 나도 사랑할 수 있고 남도 사랑할 수 있다. 사랑의 자기장을 확산해보라. 에너지 공간이 변하는 것을 느껴보라. 그래서 나도 살리고 내 가정도, 내 이웃도, 이 지구도 모두 살리는 지구인이 되자!

2013년 4월 세도나에서 일지 이승헌

차 례

머리말 4

1장 우리는 마그네틱 세상에 산다

우리는 자석에 둘러싸여 산다 24

지구도 자기장을 가지고 있다 26

모든 물질은 자기적 성질을 가지고 있다 29

인체도 자기장을 가지고 있다 31

지구 자기장과 인체 자기장은 밀접하게 연관되어 있다 34

모든 것은 서로 연결되어 있다 37

에너지를 바꾸면 인생이 바뀐다 40

자기요법의 역사 44

자기요법의 원리 48

자기명상은 자연치유력을 향상시킨다 51

2장 자기명상 · 기본편

자기명상을 시작하기 전에   54

자석과 놀며 친해지기   60

   밀고 당겨보기 61 마주대고 돌려보기 62 손에 붙여보기 63
   나사 돌리기 64 팽이 돌리기 65 자석 떡고치 만들기 66
   비엔나 소시지 만들기 67 중심 세우기 68
   공중제비 돌리기 69

자석으로 에너지장 느끼기   70

   혼자서 해보기 71 둘이서 해보기 76 알아맞히기 게임 80

자석으로 에너지장 강화하기   81

   힘이 솟는 아랫배의 에너지장 강화하기 85 마음이 편해지는
   가슴의 에너지장 강화하기 87 머리가 시원해지는 뇌의
   에너지장 강화하기 88 에너지장 연결하기 89

마그네틱 바디 만들기   91

원하는 것을 끌어오는 명상   94

자석 없이 하는 에너지 명상   96

   손바닥의 에너지장 느끼기 99
   두 손 사이의 에너지장 느끼기 100

3장 자기명상 · 응용편

집중력을 높여주는 명상 104

톡톡 머리 두드리기 106 머리의 혈자리 자극하기 107
머리의 에너지장 강화하기 108 집중력을 높이는 인당혈
열기 110 호흡과 함께 명상하기 113

스트레스를 날려주는 명상 115

가슴을 톡톡 두드리기 117 가슴의 혈자리 자극하기 118
가슴의 에너지 열기 119 가슴에서 스트레스 내보내기 121

으라차차 활력충전 명상 123

자석 쥐고 아랫배 두드리기 125 1번 차크라 활성화하기 126
2번 차크라 활성화하기 127 항문 조이기 128

파트너와 함께 하는 힐링타임 130

에너지장 힐링하기 131 에너지 충전시키기 135
등 힐링하기 137

자석을 활용한 생활 속 5분 힐링 140

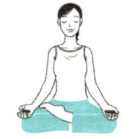

뇌감각을 깨워주는 자석 손놀이 146

　손바닥 혈자리 자극하기 148　자석 이동시키기 149
　자석으로 무한대 그리기 150

자기명상 체험기
자석이 이토록 놀라운 명상 도구였다니! 151
'내 몸과 논다'는 것 156
인생 2막을 열어준 자기명상 160

자기명상! 이런 분들께 권합니다　164

부록 • 천부경 전문 해설　166

맺음말　168

자기명상은 자석을 활용해
우리 몸의 에너지와 에너지장을 느끼는
감각을 활성화시킨다.

1장

우리는 마그네틱 세상에 산다

우리는 자석에 둘러싸여 산다

'자석'이라고 하면 제일 먼저 무엇이 떠오르는가? 초등학교 때 철가루 그림을 그리며 놀던 말굽자석이나 막대자석을 떠올리는 사람이 많을 것이다. 자석 하면 연상되는 것들이 이게 전부일지도 모르겠다. 그러나 알고 보면 자석은 우리 생활 구석구석에서 찾아볼 수 있다. 나사를 조이는 드라이버 끝에도, 자동차를 들어 올리는 크레인에도, 저절로 스르르 닫히는 냉장고 문이나 핸드백의 잠금장치에도 자석이 이용된다.

그뿐인가. 카세트테이프, 비디오테이프, 하드 디스크, 신용카드, 현금카드, 은행 통장, 전철 승차권 등은 모두 자석의 성질을 이용해 정보를 기록한 것이다. 자석은 텔레비전이나 컴퓨터 모니터에 부착되어 화면 조절에 쓰이고, 마이크와 스피커, 전화기, 녹음기, 냉장고, 세탁기 안에도 들어 있다.

생활 속의 작은 기계들뿐만이 아니다. 발전소에서 전기를 만들어내기 위해 돌리는 커다란 발전기, 바퀴 없이 선로 위를 떠서 달리는 자기부상열차, 최첨단 진단기기인 자기공명영상장치(MRI), 원자핵이나 소립자 연구를 위해 쓰이는, 지름이 수 킬로미터나 되는 입자가속기도 모두 자석이나 자석의 원리를 활용한 부품들을 사용한다.

요즘은 서너 살배기 아이들이 한글을 배울 때도 떼었다 붙였다 할 수 있는 자석교구를 사용하고, 세탁소 홍보물이나 피자가게 쿠폰에도 고무자석을 사용하고 있으니 그야말로 자석에 둘러싸여 살고 있다고 해도 과언이 아니다. 이렇게 오늘날의 우리는 '자석'과 자석의 힘이 미치는 공간인 '자기장'과는 떼려야 뗄 수 없는 마그네틱 세상에서 살고 있다.

지구도 자기장을 가지고 있다

나침반의 바늘이 항상 일정한 방향을 가리키는 이유는 무엇일까? 중국인들이 자침을 가벼운 갈대나 나무 위에 붙여서 물에 띄워 주택의 방향을 보는 데 사용하기 시작한 것은 대략 기원전 4세기로 알려져 있다. 하지만 그 원리가 밝혀진 것은 그로부터 2천 년이나 지난 후의 일이다.

영국 여왕 엘리자베스 1세 때의 궁정의사이자 물리학자였던 윌리엄 길버트(1540~1603) 덕분에 우리는 지구가 하나의 거대한 자석이라는 것을 알게 되었다. 지구 자체가 북극은 S극, 남극은 N극의 성질을 띠는 자석이기 때문에 나침반의 N극이 지구의 S극에 끌려서 항상 북쪽을 향하게 되는 것이다.

지구가 자력을 띠는 이유는 지구 내부에 액체 상태의 뜨거운 철, 니켈 등의 광물질이 들어 있고, 이들이 자전에 따라 서서히 회전하면서 일종의 자가발전기 역할을 하기 때문이라고 한다.

지구 내부에서 생긴 이 자력으로 마치 커다란 공기방울처럼 지구 전체를 에워싸는 자기장이 만들어진다. 이 자기장은 눈에는 보이지 않지만 인간뿐 아니라 모든 지구 생명체의 생존에 절대적인 영향을 미친다. 지구 자기장은 그야말로 지구의 보호막이라고 할 수 있다.

이 막은 태양이나 우주공간에서 쏟아져 나오는 방사선을 차단하여 지구 생명체의 삶을 안정적으로 지켜주는 역할을 한다. 지구 자기장이 우주의 강력한 고에너지 입자들로부터 지구를 보호해주지 않는다면 마치 하늘에서 비가 내리듯 핵폭탄

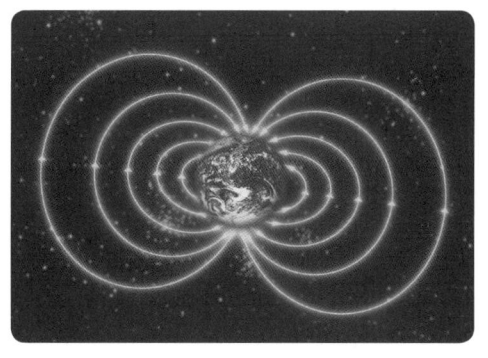

이 떨어지는 것과 같아서, 지구상의 생명체는 물론이고 지구의 대기권조차도 제대로 남아나지 않을 것이다.

이처럼 지구는 단지 땅과 대기권으로만 이루어진 것이 아니라 자기장이라는 고유한 에너지장을 가지고 있다. 지구가 제공하는 이 안전한 에너지장이 있기 때문에 아직 다른 별에서는 발견하지 못한 지구생태계가 존재할 수 있다. 사실 지구뿐만 아니라 별과 은하로 이루어진 이 우주 자체가 거대한 자기장을 띠고 있다.

모든 물질은
자기적 성질을 가지고 있다

2백년 전까지만 해도 과학자들은 전기와 자기를 비슷하기는 하지만 서로 상관이 없는 별개의 현상이라고 여겼다. 전류가 흐를 때 자기장이 생긴다는 것을 알게 된 것은 과학의 역사에서도 비교적 최근의 일이다. 전기와 자기는 떼려야 뗄 수 없는 관계이다. 마치 빛과 그림자 같은 존재이다. 전기가 흐르는 곳에는 자기장이 생기고, 반대로 자기장을 변화시키면 전기를 만들 수 있다. 이것은 예외가 없는 가장 기본적인 물리현상 중의 하나이다. 과학자들은 이를 '전기와 자기가 서로를 유도한다'고 표현한다. 이 둘은 동시에 나타나는 것이 일반적이므로 전기, 자기, 전자기를 통용해서 쓰는 경우가 많다.

   우리는 전기가 없는 세상을 상상할 수 없다. 우리의 모든 생활이 전기로 돌아간다고 해도 과언이 아니다. 하루 종일 컴퓨터 앞에 앉아서 일하고, 퇴근길 지하철 안에서는 내내 핸드폰을 끼고 있다가, 집에 와서는 전자레인지에 음식을 데워 먹고 텔레비전 앞에 앉는다.

가전제품뿐만이 아니다. 집, 사무실, 학교, 거리 등 우리의 생활공간에서 전기 배선이 깔려 있지 않은 곳을 찾기가 어려울 정도이다. 앞에서 말했듯이, 전기가 흐르는 모든 것들은 그 주변에 필연적으로 자기장을 형성한다. 그러므로 우리는 사실 지구 자기장뿐만 아니라 생활 가전제품이 만들어내는 자기장에도 둘러싸여 있다.

학교 다닐 때 배웠던 과학상식을 한번 떠올려보자. 화학적인 방법으로는 더 이상 나눌 수 없는 물질의 기본단위를 '원자'라고 한다. 원자는 원자핵과 그 주위를 도는 전자로 이루어져 있는데, 이 둘 모두 전기를 띠며 둘 사이에는 전자기력이 작용한다. 이런 이유로 사실 모든 물질은 어느 정도의 자기를 띠며 자기장을 가진다고 할 수 있다. 꽃과 나무, 동물과 같은 생명체뿐만 아니라 길가에 구르는 돌멩이나 책상 위에 놓인 커피잔도 마찬가지다. 세상은 아주 작은 소립자부터 거대한 우주에 이르기까지 보이지 않는 자기와 자기력이 영향을 미치는 공간인 자기장, 에너지장을 만들어내고 있는 것이다.

인체도 자기장을 가지고 있다

모든 생명활동은 기본적으로 전기적인 활동이다. 생명체에서 전기 현상이 사라졌다는 것은 곧 죽음을 뜻한다. 모든 생명체는 살아 있는 한 전기를 띠게 되는데, 이를 '생체 전기'라고 한다. 앞서 말했듯이 전기가 흐르는 곳에는 반드시 자기장이 형성되므로 모든 생명체 주위에는 생체 자기장이 형성된다. 이 생체 자기장은 아주 미약하지만 과학기술이 발달하면서 이를 실시간으로 측정하고 영상으로도 볼 수 있게 되었다.

우리 몸은 뇌, 심장, 근육, 신경의 모든 부위에서 전기적인 신호로 정보를 전달하고 처리하며 생명 현상을 지속시킨다. 정보가 신경을 통해 전달되는 속도는 시속 400Km 이상이다. 발에서 뇌까지 가는 데 0.01초 정도 걸리는 셈이다. 신경이 이렇게 빨리 정보를 전달할 수 있는 것도 모든 정보를 전기신호로 바꿔서 전달하기 때문이다.

뇌의 신경세포 사이에 정보가 전달될 때 생기는 전기의 흐름이 '뇌파'이고, 이 뇌파를 그래프로 그린 것이 '뇌전도'이다. 심장의 박동으로 일어나는 전기적 활동을 증폭하여 기록한 그림을 '심전도'라고 한다. 뇌나 심장뿐만 아니라 우리 몸의 모든 조직과 장기가 각각 고유의 생체 자기장을 가지고 있다.

보이지는 않지만 지금 당신 주위에는 당신의 몸을 감싸고 있는 에너지의 공간, 당신의 생체 자기장이 있다. 사람뿐만 아니라 모든 생명체들은 이런 미세한 생체 자기장을 가지고 있다.

마치 지구 자기장이 지구 생명체를 보호하는 것처럼 이 생체 자기장이 우리를 보이지 않게 보호하고 있다. 우리의 건강

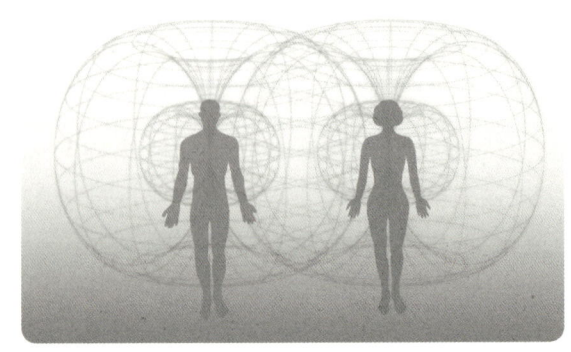

상태는 물론 생각이나 감정 상태에 따라 뇌파가 달라지는 것처럼, 우리의 생체 자기장도 내외부의 환경에 따라 시시각각으로 달라진다.

한의학계 일부에서는 경락을 따라 흐르는 기가 생체 자기장의 일부이거나 적어도 생체 자기장과 매우 밀접한 관련이 있는 것으로 받아들인다. 경락의 존재는 아직 과학적으로 입증되지 않았지만, 한의학에서 사용하는 경혈이 다른 피부 부위보다 전기 전도성이 높다는 점, 다시 말하면 전기가 잘 통한다는 점은 입증되었다.

같은 경락상에 있는 경혈 두 곳에 침을 꽂고 아주 약한 전류를 흘려보내면서 두 지점 사이에 전류가 가장 빨리 흘러가는 경로를 조사해보면 그 경로가 바로 경락의 흐름과 일치한다는 것이다. 이는 곧 경혈에 침을 놓거나 뜸을 뜨듯이 자기를 이용해 경락의 흐름을 활성화할 수 있고, 인체의 생체 자기장에 영향을 미칠 수 있다는 뜻이다.

지구 자기장과 인체 자기장은 밀접하게 연관되어 있다

지구상의 모든 생물은 오랜 시간을 거쳐 지구 자기장에 최적화되도록 진화했다. 인간을 비롯한 모든 생명체는 지구 자기장과 각 개체의 고유한 생체 자기장이 서로 공명하면서 생명 활동을 유지하고 있다. 따라서 지구 자기장이 결핍되거나 차단되면 이상을 일으킨다.

미국의 생태과학자들이 지구 자기장이 생명체에 미치는 영향을 연구하기 위해 자기력이 완전히 차단된 공간에 실험용 쥐를 넣고 관찰해 보았다. 이 실험은 우주여행처럼 중력이 전혀 작용하지 않는 곳에서 인류가 생존할 수 있는지를 파악하고, 한편으로는 자기장이 인체에 어떤 영향을 끼치는지 알아보기 위해서였다.

그 결과, 자기장이 전혀 작용하지 않는 공간에서는 쥐가 생명력을 잃고 모든 기능이 저하되면서 죽게 된다는 결론을 얻었다. 지난 2008년 러시아에서 진행된 비슷한 연구에서는 쥐의 기억력이 저하되고, 공격성이 증가하는 등 사회적인 능력을 잃으며, 내부 장기에도 변화를 일으키는 것으로 나타났다. 이러한 연구들은 지구상의 모든 생명체는 지구 자기장의 영향권에서 벗어나면 신체에 심각한 이상이 나타난다는 것을 말해 준다.

과학자들에 따르면 지구 자기장의 N극과 S극은 고정되어 있는 것이 아니라 수시로 변한다고 한다. 짧게는 1만 년에서 길게는 1백만 년에 한 번씩 지구의 극이 완전히 뒤집히는 지구 자기장의 역전 현상이 발생한다는 것이다.

꿀벌, 박쥐, 고래, 철따라 서식지를 바꾸는 철새 등 귀소본능이 있는 동물들은 뇌 속에 일종의 생체 자석이 있어서, 이것이 자기장을 감지하여 길을 찾는 GPS 역할을 한다. 자기장이 뒤집히면 아래 위가 뒤바뀐 지도를 보고 길을 찾는 것과 같은 상황이 발생하여, 이들 동물에게는 치명적인 영향을 미칠 수 있다.

지구 자기장의 역전은 현재로서는 우리가 통제할 수 없는 자연현상이지만 많은 생명체의 안전을 위협하는 큰 변화가 될 수 있기 때문에 과학자들이 심혈을 기울여 연구하고 있다.

지구와 우리는 분리되어 있는 것이 아니라 자기장이라는 에너지의 차원에서는 서로 밀접하게 영향을 미치며 연결되어 있다. 그래서 생체 자기장을 연구하는 학자들은 지구 어머니를 '마그네틱 어머니(Magnetic Mother)'라고 표현하기도 한다.

모든 것은 서로 연결되어 있다

아무것도 없는 공간에 자석을 하나 놓으면 그 주위에 변화가 생긴다. 눈에는 보이지 않지만 자기장이라는 에너지장이 생기는 것이다. 어떤 모양의 자석을 놓느냐에 따라 이 에너지장의 형태는 천차만별로 달라진다. 자석 주위에 철가루를 뿌려 보면 쉽게 알 수 있다.

또한 자석이 한 개 있을 때와 두 개 있을 때가 다르다. 자석 두 개를 놓을 때도 같은 극끼리 가까이 놓느냐, 다른 극끼리 가까이 놓느냐에 따라 에너지 공간의 형태가 달라진다. 두 개의 자석이 만드는 각자의 자기장이 서로 영향을 주며 자기장이라는 에너지장의 차원에서 연결되는 공간을 만든다. 이렇게 에너지 공간들은 서로 영향을 주며 연결되어 있다.

전기를 띤 입자가 움직이면 자기장이 만들어지므로 인간을 비롯한 모든 생물들은 자신만의 자기장, 에너지장을 가지고 있다. 그러므로 눈으로는 볼 수 없지만 서로 분리된 것처럼 보이는 인간과 인간 사이, 인간과 다른 생명체 사이, 인간과 지구 사이도 에너지장 차원에서는 서로 연결되어 끊임없이 서로 영향을 미치고 있는 것이다.

최근 전세계에서 꿀벌이 집단으로 죽는 사건이 발생해 많은 충격을 주고 있다. 우리나라 토종벌의 90%가 사라졌고, 미국 내에서 사육되는 꿀벌 군집 수도 최근 몇 년 사이에 3분의 1로 줄어들었다고 한다. 이를 '군집붕괴현상'이라고 한다. 이런 현상이 나타나는 이유는 지구 온난화, 새로운 바이러스의 등장, 살충제 등 여러 가지가 있는데, 핸드폰 사용 증가로 나타나는 전자파 문제도 그 중 하나로 제기되고 있다. 전자파가 꿀벌의 위치파악 능력을 교란시켜 꿀을 따러 나갔다가 벌통

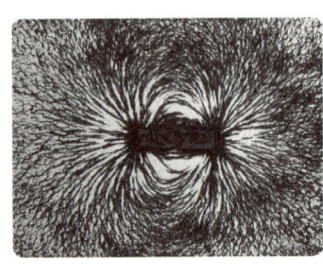
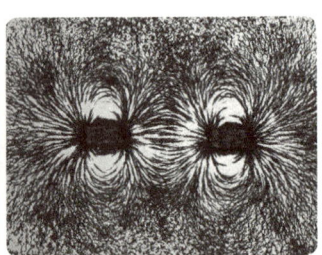

으로 돌아오지 못하고 죽는다는 것이다.

가루받이를 하는 꿀벌이 사라지면 식물들이 열매를 맺지 못한다. 이는 지구 생태계 전체에 영향을 미쳐 결국 인간의 삶에도 큰 위협이 될 수 있다. 이는 인간이 만들어낸 부정적인 영향을 주는 자기장이 다른 생물의 생체 자기장을 위협하는 한 예이다.

불교사상에 다음과 같은 이야기가 있다. 인도의 수많은 신 가운데 하나인 제석천의 궁전에는 한없이 넓고 무한하고 투명한 그물인 인드라망이 드리워져 있다. 그 그물의 이음새마다에는 투명한 구슬이 걸려 있는데, 이 구슬들은 우주의 모든 것을 훤히 비추고 있다. 또한 구슬 하나 하나는 다른 모든 구슬을 비추고 있어서 어떤 구슬 하나에 물결이 일면 그 물결이 온 구슬에 퍼지고, 어떤 구슬 하나라도 소리를 내면 그물에 달린 모든 구슬에서 울림이 연달아 퍼진다.

존재하는 모든 것이 지니고 있는 자기장은 사실 이 인드라망과도 같다. 이 세상에서 따로 떨어져 존재하는 것은 아무것도 없다. 보이지 않는 에너지 공간에서는 모든 것이 서로 연결되어 있다.

에너지를 바꾸면 인생이 바뀐다

이 세상 모든 것은 에너지로 이루어져 있다. 길가에 핀 한 송이 여린 들꽃에서부터 육안으로는 볼 수 없는 저 먼 은하계의 별들에 이르기까지. 당연히 당신과 나, 모든 인간 또한 에너지로 이루어져 있다.

에너지는 보이지도 않고 만질 수도 없지만 '느낄 수 있다.' 내가 자기명상을 통해 전달하고자 하는 것은 바로 에너지의 '느낌'이다. 에너지를 '느끼는 것'이 중요한 까닭은 느끼면 에너지를 변화시킬 수도 있기 때문이다. 더 나아가 에너지를 조절하고 활용할 수 있기 때문이다.

우리가 경험하는 모든 육체적, 정신적 문제는 에너지의 불균형에서 비롯한다. 에너지를 느낄 줄 알면 에너지의 균형이 깨졌을 때 그렇다는 것을 알고 스스로 균형을 회복하려고 노력하게 된다. 이 감각이 없거나 둔하면 에너지의 불균형이 심각한 육체적, 정신적 문제로 나타나기 전까지 그 기미를 알아차리지 못한다. 에너지를 느끼고 조절하는 감각은 누구나 터득해야 할 아주 중요한 삶의 기술이다.

에너지장, 생체 자기장은 우리 몸 안에도 있고 밖에도 있다. 이 에너지장은 우리 몸의 안팎에서 우리를 보호하고 있다. 피곤하거나 병에 걸리면 이 에너지장의 크기, 모양, 진동 등에 큰 변화가 온다. 감정적인 혼란이나 충격을 받을 때도 마찬가지다. 크게 화가 났을 때, 슬플 때, 절망감에 빠졌을 때, 기쁠 때, 흥분했을 때 등 우리의 모든 감정 상태는 에너지장에 크고 작은 영향을 미친다. 가까운 가족이나 친구와 크게 다투었다면, 서로 감정만 상한 것이 아니라, 서로의 에너지장을 찢어서 큰 구멍을 낸 것이나 마찬가지다.

감정도 에너지이다. 우리가 겪는 많은 부정적인 감정은 우리 몸의 에너지 시스템과 에너지장이 교란되었기 때문에 생긴다. 반대로 이 에너지 시스템과 에너지장을 변화시키면 우리의 감정에 긍정적인 영향을 미칠 수 있다. 미세한 생명의 흐름인 에너지는 우리의 몸과 마음을 연결시키는 고리이기도 하다. 에너지에 변화가 일어나면 마치 도미노처럼 몸과 마음에도 따라서 변화가 일어난다.

제일 쉬운 명상은 자신의 에너지를 느끼는 것이다. 이것은 내가 지난 30년간 명상을 지도하면서 갖게 된 확신 중의 하나다. 명상을 하려면 잡념을 없애고 집중해야 하는데 에너지를 느끼는 순간 자연스럽게 집중되기 때문이다. 에너지를 쉽고 강력하게 느낄 수 있는 방법이 바로 자석을 활용한 자기명상이다.

자기명상은 굳이 오랜 시간 할 필요도 없다. 바쁠 때는 한 번에 5분씩, 하루에 두세 번 정도만 해도 에너지 상태에 많은 변화가 온다. 몇 분 지나지 않아서 몸이 더워지고, 입안에 침이 고이며, 에너지 순환이 활발해지기 시작한다. 처음에는 손에서 에너지가 느껴지지만 계속 집중하면 에너지가 증폭되면서 그 느낌이 몸 전체로 확산된다. 대개 명상을 시작해서 잡념이 없어지고 우리 몸에 이러한 에너지 변화가 일어나려면 어느 정도 시간이 걸린다. 하지만 자기명상으로는 단 몇 분 만에 그런 에너지 상태에 도달할 수 있다.

이 세상 모든 것은 에너지로 연결되어 있다. 자기 몸의 에너지를 느끼는 순간, 보다 큰 차원의 에너지, 우주의 대생명력과 소통하게 된다. 그 생명력이 우리 몸으로 들어오면 균형을 잃고 교란된 에너지장, 찢기고 구멍 난 에너지장이 정상을 회복하고 치유된다. 이것은 인종이나 성별, 나이나 문화적 배경을 떠나, 누구에게나 적용되는 보편적인 에너지의 원리이다.

자기명상을 통해서 에너지 변화가 일어나면 곧이어 많은 변화가 따라 일어난다. 아침에 가뿐하게 일어나지고, 목소리에도 힘이 들어가며, 걸음걸이도 활력이 넘치게 될 것이다. 생활 속의 크고 작은 여러 가지 습관에도 많은 긍정적인 변화가 나타날 것이다.

우리가 추구하는 인생의 변화는 때로는 아주 작은 것에서부터 시작된다. 손가락만한 자석을 가지고 5분 동안 명상하는 것이 무슨 대단한 변화를 가져올까 생각한다면 오산이다. 이 5분의 시간은 자기 자신에게 오롯이 집중하는 시간이다. 이러한 집중을 통해 에너지가 변하고, 에너지가 변하면 몸과 마음이 변하고, 몸과 마음의 변화는 당신의 삶 전반으로 퍼져나가 결국 당신의 인생을 바꾼다. 에너지의 변화는 인생의 큰 변화에 마치 불쏘시개나 마중물 같은 역할을 톡톡히 할 수 있다.

자기요법의 역사

이 책의 주목적은 자기(磁氣)를 이용해 질병을 치유하는 자기요법(마그네틱 테라피)을 소개하는 것이 아니다. 하지만 자기가 인류 역사에서 질병 치유에 어떻게 활용되어 왔는지, 또 자기가 어떤 원리로 질병 치유에 도움이 되는지를 알아두면 자기명상을 하는 데도 많은 도움이 될 것이다.

자석을 몸의 특정 부위에 올려놓음으로써 질병을 치료하거나 통증을 완화시킬 수 있다는 생각은 아주 오래 전부터 있었다. 특히 동양의학과 인도 전통의학인 아유르베다에서 자석을 치유에 사용한 역사는 매우 길다.

중국에서는 2천 년 전부터 자석을 아픈 부위에 올려놓거나 가루를 내어 고약처럼 환부에 붙였으며, 드물게는 가루째 먹거나 자석을 담궈둔 물을 마시는 등 다양하게 활용했다. 사마

천의 《사기》에는 황제의 병을 치유하는 데 자석을 사용했다는 기록도 남아 있다.

고대 인도에는 임종에 가까운 사람의 머리를 북쪽으로 향하게 눕히는 관습이 있었다. 이렇게 하면 지구의 극성 방향과 인체의 극성 방향이 일치하여 죽음의 고통이 완화된다고 믿었기 때문이다.

서양에서도 자석을 이용한 치유의 기록이 여러 곳에서 나타난다. 자석을 뜻하는 '마그넷magnet'이라는 단어는 그리스어로 '마그네시아의 돌'이라는 뜻이다. 마그네시아는 자성을 띤 화산석이 많이 나는 그리스의 지방 이름이었다고 한다. 기원전 3세기경에 그리스에서는 자석을 설사약으로 사용했으며, 12세기경 아랍의사가 위장병, 간장병, 탈모증 등의 질환을 자석으로 치료했다는 기록이 있다.

전설에 따르면 고대 이집트의 여왕 클레오파트라는 이마에 자석을 올려놓고 잤으며, 자석으로 된 목걸이를 즐겨 착용했다고 한다. 자석이 젊음과 아름다움을 유지하는 데 효과가 있다고 믿었기 때문이다. 고대 로마에서는 눈이나 결장의 문제를 치료할 때 자석을 사용했다.

16세기 스웨덴의 유명한 의학자이자 연금술사이기도 했던 파라켈수스는 인체의 자연치유력의 근간이 되는 생명 에너지가 있다고 믿었다. 한의학에서 말하는 기氣와 거의 비슷한 개념이다. 그는 자석으로 탈장과 황달 등을 치료했는데, 자석이 막혀 있는 생명 에너지를 활발하게 하고 몸에 균형과 조화를 가져다준다고 믿었다.

최면요법의 창안자라고 할 수 있는 독일의사 프리드리히 안톤 메스머(1734~1815)는 자기磁氣가 만병통치약이라고 주장하고 다소 주술적인 의료행위를 펼쳐 당시 동료 의학자들에게 비난을 받기도 했다. 하지만 그의 이론은 후세에 많은 영향을 미쳤다. 그는 동물의 몸에 흐르는 어떤 액체 또는 힘이 자기와 관계가 있을 것이라 생각하고 '동물 자기'라는 용어를 만들어냈다. 메스머는 질병이 발생하는 이유는 이 동물 자기의 흐름이 방해를 받거나 막히기 때문이라고 믿었다. 오늘날의 생체 자기와 매우 유사한 개념이라는 것을 알 수 있다.

현대에 들어 자기를 질병 치료에 적극적으로 활용하기 시작한 것은 불과 60년 안팎의 일이다. 동양에서는 침 대신 자석을 기가 흐르는 경혈에 붙여줌으로써 기혈순환을 조절하는 방식이 주를 이루어왔는데, 최근 들어서는 서구에서 개발된 전기침이나 레이저침을 사용하는 경우도 많아지고 있다. 또한 신체의 일부나 전체에 전기로 만든 자기장을 쪼이기도 한다.

자기요법은 화학적인 부작용이 없기 때문에 대체요법으로 많은 각광을 받고 있다. 대체의학 연구가 활발한 유럽에서는 자기요법의 역사가 긴 반면, 미국에서는 상대적으로 늦게 소개되었다.

자기요법은 주로 기능성질환(몸은 아픈데 병원에서는 아무 이상이 없다는 질환)과 신경성질환에 뛰어난 치료 효과를 발휘한다고 알려져 있다.

자기요법의 원리

자기요법의 원리를 증명하는 공인된 학설 같은 것은 아직 없다. 하지만 자석이나 인위적으로 자기장을 만들어내는 기기를 사용해 특정한 질병이 치유되거나 호전되었다는 임상 결과는 동양뿐만 아니라 서양에서도 많이 발표되었다. 전문가들에 따르면, 자석 자체에 치료의 힘이 있다기보다는 자석이 만들어내는 자기장에 의해 혈액순환과 기의 순환, 세포의 신진대사가 활발해지기 때문이라고 한다.

먼저 전통적인 동양의학의 관점에서 보자면 기가 흐르는 길인 경락은 우리 몸의 주요 장기 및 몸의 특정한 기능과 연결되어 있다. 혈이 열려 있고 기가 경락을 통해 잘 흐르면 온몸의 에너지가 고루 순환되어 최적의 건강 상태를 유지하게 된다. 반면, 혈과 경락이 막히면 에너지가 제대로 공급되지 않아 몸의 기능이 저하되고, 심하면 병이 들게 된다. 자기요법은 기가 흐르는 경락을 따라, 혹은 기가 드나드는 구멍인 혈에 자기적인 자극을 줌으로써 기의 흐름을 원활하게 하는 것이다.

자기요법은 또한 우리 몸의 혈액순환을 활성화한다. 우리 몸에는 약 5~6리터의 혈액이 순환계를 따라 돌고 있다. 순환 중인 혈액은 산소 운반, 영양분 공급, 대사과정에서 생긴 노폐물 제거, 체온 유지, 호르몬 운반과 같은 역할을 한다. 따라서 혈액순환이 잘 되지 않으면 쉽게 피로해지고, 영양분도 제대로 공급되지 않으며, 신진대사 과정에서 만들어진 몸 안의 독소도 제대로 몸 밖으로 내보내지 못한다.

혈액에는 철분(헤모글로빈)이 많이 포함되어 있다. 그런데 철분은 강자성체이므로 피부의 특정 부위에 자석을 가까이 하면 혈액 속의 철분과 다른 이온의 운동에 영향을 주게 된다. 그 영향으로 혈액순환이 개선되어 온몸의 신진대사가 활발해지고, 체내에 있는 활성산소나 노폐물을 빠르게 몸 밖으로 배출시키면서 자연치유력을 전반적으로 향상시킨다.

또한 자석은 송과선, 뇌하수체, 갑상선, 부신 등 내분비계의 중요한 호르몬샘의 기능을 개선시킨다고 알려져 있다. 호르몬샘은 혈류 안으로 호르몬을 분비하며 특히 성장과 신진대사에 아주 중요한 역할을 한다. 예를 들어 멜라토닌은 뇌의 송과선에서 밤에 집중적으로 분비되는 호르몬이다. 생체리듬을 조절해 우리 몸이 밤에 잠들게 해준다. 멜라토닌의 체내 농도에 따라 우울증, 불면증, 성욕 감퇴 등의 증상이 나타난다. 자석으로 인당과 미간 부위를 자극하면 송과선이 활성화되어 멜라토닌 분비를 조절해 불면증 치유에 효과가 있다고 한다.

자기명상은 자연치유력을 향상시킨다

건강에 이상이 생기면 대부분의 '치료'는 증상에 집중하게 된다. '증상'이란 표면에 드러난 결과이다. 그렇기 때문에 증상을 없앤다고 원인이 제거되지는 않는다. 때로는 증상에 대응한 치료가 몸의 다른 부분에 예기치 못한 부작용을 일으키기도 한다. 예를 들면, 간에 이상이 생겨 간의 이상을 바로잡을 수 있는 독한 약을 먹었더니, 간의 증상은 개선되었지만 위장에 문제가 생기는 식이다. 단지 증상을 '치료'하는 데 그치지 않고 근원적으로 '치유'하기 위해서는 더 깊은 차원으로 내려가 근원적인 요소들의 균형을 회복해주어야 한다.

우리의 몸과 마음의 컨디션을 반영하여 정확하고 섬세하게 변하는 가장 기본적인 인체의 리듬과 밸런스에는 pH 밸런스, 생체 자기장, 뇌파, 체온 등이 있다. 이 중 pH 밸런스, 생체 자기장, 뇌파의 경우는 밸런스를 맞추는 것이 치유에 절대적으로 도움이 된다. 이 밸런스란 보다 구체적으로는, 체액은 약 알칼리, 뇌파는 안정적인 알파파 그리고 고르게 균형잡힌 적절한 강도의 생체 자기장을 의미한다.

   자기명상은 이 중 특히 생체 자기장과 뇌파에 큰 영향을 미친다. 자기명상을 통해 생체 자기장의 균형을 잡아줄 수 있다. 동시에 눈을 감고 자력의 느낌에 집중하면 뇌파도 심신의 이완을 가져다주는 알파파 상태가 된다. 우리 몸의 자연치유력은 이런 상태에서 더욱 활발해진다.

2장

자기명상 · 기본편

자기명상을 시작하기 전에

자기명상은 자석을 활용해 우리 몸의 에너지와 에너지장을 느끼는 감각을 활성화시킨다. 에너지를 느끼는 과정에서 저절로 집중이 되고 명상이 이루어진다. 스트레스 해소나 집중력 향상, 활력 충전 등은 이 과정에서 자연스럽게 따라오게 되어 있다.

여기서 중요한 것은 자석은 하나의 매개라는 것이다. 우리 몸에는 생명의 흐름인 에너지가 있고, 이 흐름이 사람마다 고유한 에너지장을 만들어낸다. 자석을 활용하면 이 에너지장을 좀더 빨리, 쉽게, 효과적으로 느낄 수 있다. 자석을 몸 가까이 가져가면 밀고 당기는 힘, 찌릿찌릿한 전류감, 열감, 마치 물속에 손을 담그고 천천히 움직일 때 느껴지는 묵직한 저항감 등 다양한 느낌이 생긴다. 이 느낌은 자석 자체의 자기장뿐만 아니라 자석으로 활성화되고 증폭된 우리 몸의 생체 자기장에서 오는 것이다.

기억해야 할 에너지의 원리 두 가지

자기명상을 할 때는 자석 자체가 아니라 우리 몸의 에너지 감각에 집중하는 것이 중요하다. 특정한 동작이나 수련법보다 동작을 하는 동안 그 움직임이 만들어내는 에너지와 에너지 공간에 집중하는 것이다. 이를 통해서 집중력이 길러지고 명상이 이루어지며, 자기 자신과 상황을 객관적으로 관찰할 수 있는 감각이 길러지기 때문이다.

자기명상을 할 때 중요한 두 가지의 에너지 원리를 기억하기 바란다.

첫째, 마음이 가는 곳에 에너지가 따라간다. 즉, 집중하는 곳에 에너지가 따라가고, 에너지가 따라가는 곳에는 변화가 일어난다. 이러한 원리를 선도수련에서는 '심기혈정心氣血精'의 원리라고 하고, 양자물리학에서는 '관찰자 효과'로 설명한다. 우주의 모든 물질을 쪼개고 쪼개다 보면 결국 더 이상 쪼개지지 않는 작은 입자가 되는데, 이 알갱이들은 특이하게도 관찰자의 의지대로, 관찰자가 기대하는 방향대로 움직인다는 것이다.

이렇게 전자를 띤 입자가 움직이면 전기장과 자기장이 생기므로 관찰자가 관찰하는 데에 따라 전자의 상태, 전자가 만드는 자기장도 변화시킬 수 있다는 것이다. 즉 관찰자에 따라 세상을 움직이는 에너지장이 바뀐다는 이야기다.

자기명상을 통해 이 원리를 자주 경험하다보면 생활 속에서도 활용할 수 있게 된다. 당신이 원하는 것이 무엇이든 그것에 마음을 집중하라. 그러면 에너지가 따라가고 이를 통해 변화가 일어난다. 보이지 않는 마음, 의식의 세계가 보이는 세계의 현상을 만들어낸다.

둘째, 모든 것은 에너지를 통해 서로 연결되어 있다. 자기명상에 둘이서 하는 수련법과 힐링을 포함한 까닭은 둘이서 하면 에너지 감각이 훨씬 커지는 까닭도 있지만, 더 중요한 것은 이 과정에서 모든 것이 에너지를 통해 서로 연결되어 있다는 것을 몸으로 느껴보기 위함이다. 자신과 다른 사람이 에너지장을 통해 하나로 연결되어 있다는 원리를 '느껴서' 알게 되면, 다른 사람과 주위의 생명을 대하는 태도가 긍정적으로 변하게 된다.

자석을 이용해 에너지 감각 느끼기를 충분히 연습했으면 그 다음에는 자석 없이 해본다. 에너지를 느끼기 어려웠던 사람이라면 분명 더 쉽게 에너지가 느껴질 것이며, 에너지 감각이 좋았던 사람이라면 그 감각이 훨씬 섬세하고 강해져 있다는 것을 알게 될 것이다.

에너지는 생명의 흐름이고 생명의 감각이다. 이 생명의 감각이 회복되면 누구나 잃었던 균형과 조화, 활력을 되찾게 된다. 마치 봄이 되어 언 땅이 녹고 대지에 생명력이 가득 차면 나무에 물이 오르고 잎이 돋고 꽃이 피듯이, 생명의 감각을 통해 활짝 피어나게 된다.

'기놀이 사랑자석'이란?

자기명상법에서 명상을 도와주는 도구로 활용하는 타원형 모양의 자석을 나는 '기氣놀이 사랑자석'이라고 부른다. 기를 가지고 놀다 보면 자기자신을 새롭게 발견하게 되고, 자기자신을 사랑하게 된다는 의미로 붙인 이름이다. 기 감각을 터득하고 나면, 내가 내 몸의 에너지를 변화시킬 수 있고, 내 주위에 있는 환경의 에너지장도 바꿀 수 있다. 주위 사람들과의 에너지 교류도 원활해져 조화롭고 원만하며 건강한 인간관계를 형성할 수 있다. 더 나아가 나와 타인, 나와 사회, 나와 자연과도 아름답고 조화로운 관계를 맺을 수 있다.

기놀이 사랑자석에는 '헤마타이트'라는 광물질이 포함돼 있는데 이 물질에 대해서는 재미있는 이야기들이 전해온다. 헤마타이트는 그리스어로 '피'를 의미한다. 예로부터 육체적 세계와 영적인 세계를 잇는 돌로 여겨져, 혈액순환을 돕고 통증을 완화시키는 것에서부터 마음을 안정시키고 예지력을 기르는 데까지 다양하게 사용되었다.

크리스탈 전문가들은 헤마타이트를 가만히 손에 쥐고만 있어도 마음이 차분해진다고 하고, 풍수 전문가들은 공부방이나 사무실에 놓아두면 기억력을 증진시키고 창조적인 아이디어를 얻을 수 있다고 한다. 또 고대인들은 헤마타이트가 다른 사람이나 외부 환경에서 오는 부정적인 에너지로부터 자신을 보호하는, 일종의 에너지 방패 역할을 한다고 보았다. 철이라는 금속 성분이 지닌 상징성 때문인지 헤마타이트는 용기, 의지, 확신, 강건함, 낙관주의를 가져다 준다고 전해온다.

자기명상의 주목적은 자석을 이용해 질병을 치유하는 것이 아니다. 더욱이 이 책에 딸린 자석은 의료용품이 아니다. 자석은 큰 부작용이 없다고 알려져 있으나 심각한 질환이 있는 사람은 사용 전에 반드시 전문가와 상의해야 한다.

자기명상을 할 때 주의사항

◎ 인공심장 박동기 등의 인공 장기를 부착한 사람은 자석을 사용하지 않는다. 자석의 자기장에 영향을 받아 이들 기기가 고장을 일으킬 수 있다.

◎ 보청기를 끼는 사람은 반드시 보청기를 뺀 상태로 자석을 사용한다. 자석을 보관할 때는 보청기와 먼 곳에 두도록 한다.

◎ 외상으로 몸 안에 철제 보형물이 있는 사람도 자석을 사용하지 않는다.

◎ 임산부는 자석을 사용하면 안 된다. 아직 에너지가 약한 태아에 자기장이 영향을 미칠 수 있다.

◎ 상처가 나서 출혈이 있거나 상처가 아직 아물지 않은 곳에는 자석을 사용하지 않는다. 이에 대해서는 의견이 분분하나 자기력에 의해 출혈이 더 악화될 수 있다는 견해도 있으니 주의한다.

◎ 자석은 한번에 연속적으로 장시간 사용하지 않도록 한다. 특히 자석을 몸에 올려놓은 채로 잠이 들지 않도록 주의한다.

◎ 사람에 따라서는 자석 사용 후 약간의 어지럼증을 느낄 수도 있다. 그 때는 손과 발을 털어주거나 가벼운 스트레칭을 해주면 곧 괜찮아진다.

◎ 자석은 식후 1시간 이후에 사용하는 것이 좋다.

◎ 자석을 사용하고 난 후에는 선 자세에서 손과 발을 가볍게 털어주고, 손으로 온몸을 쓸어준다. 가벼운 스트레칭을 해도 좋다.

◎ 자석은 만 8세 미만의 어린이 손에 닿지 않는 곳에 둔다.

◎ 자석을 비디오테이프, CD, 컴퓨터, TV 등의 전자 기기나 신용카드 등에 가까이 두면 고장을 일으킬 수 있으니, 10cm 이상 떼어 놓는다.

자석과 놀며 친해지기

어릴 때 하던 자석놀이를 기억할 것이다. 말굽자석이나 막대자석을 갖다대면 클립이나 못이 주루룩 딸려 올라오는 모습, 자석 주위에 철가루를 뿌리고 살살 흔들면 자석이 분수 모양의 자기력선을 그려내는 걸 보면서 마냥 신기해 하곤 했을 것이다. 호기심 어린 동심으로 돌아가 자석과 놀면서 자석 및 자기장과 친해지는 시간을 가져보자.

밀고 당겨보기

양손 손가락으로 사랑자석을 세로로 세워 잡고 서로 가까이 했다가 멀리 하기를 반복해본다. 서로 당기거나 미는 힘이 느껴질 것이다. 사랑자석의 N극과 S극은 뾰족한 끝부분이 아닌, 폭이 좁은 몸통의 좌우에 있다. 몸통 중앙의 가장 도톰한 부분의 자력이 제일 강하다. 아몬드처럼 생긴 모양 때문에 막대자석과는 달리 뾰족한 끝부분에서도 양 극성을 모두 느낄 수 있다. 자석의 몸통을 조금씩 돌려보면 힘의 방향도 따라서 바뀌는 것이 느껴질 것이다.

초등학교 자연 시간에 다른 극끼리 끌어당기는 힘은 '인력引力', 같은 극끼리 밀어내는 힘은 '척력斥力'이라고 배웠다. 기억하는가?

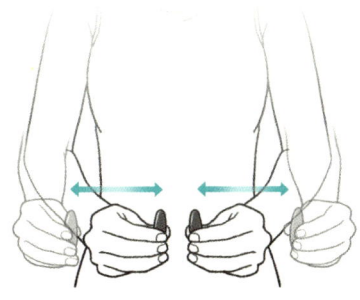

마주대고 돌려보기

양손 손가락으로 사랑자석을 가로로 뉘어 잡고 자전거 페달을 밟듯이 빙글빙글 돌려본다. 방향을 바꿔서도 돌려본다. 자석의 뾰족한 쪽이 서로 마주보게 해서도 돌려보고, 위 아래를 향하게 해서도 돌려본다. 아주 작은 원을 그리면서도 돌려보고, 큰 원을 그리면서도 돌려본다. 그때마다 느낌이 어떻게 달라지는지 살펴본다.

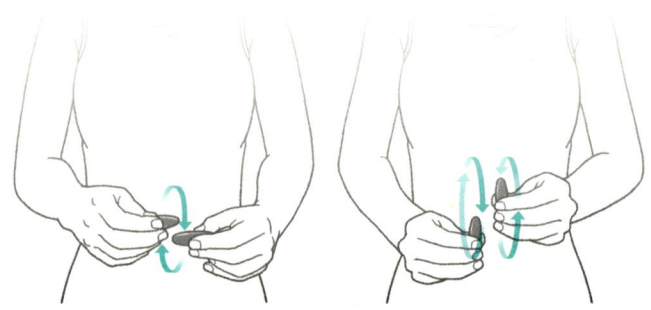

손에 붙여보기

사랑자석 하나를 손가락 위에 올리고, 다른 하나는 손가락 밑에 놓는다. 자력에 의해 두 자석이 손가락에 그대로 붙어 있다. 손을 조심스럽게 이리저리 움직여본다. 어렸을 때 책받침 위에 클립을 올려놓고 책받침 밑에서 자석을 이리저리 움직이면 클립이 따라서 움직이던 원리와 똑같다. 자석의 힘인 자기력이 피부를 통과해서도 전달되고 있는 것이다.

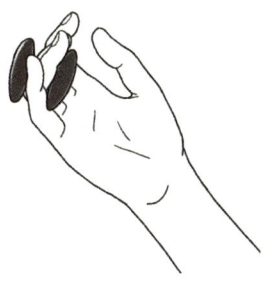

나사 돌리기

두 개의 사랑자석을 붙인 후에 한쪽 자석을 나사를 돌리듯이 빠르게 회전시켜본다. 자석이 붙은 채로 팽그르르 돌아간다. 반대쪽 자석도 같은 방법으로 돌려본다. 자석 네 개를 붙인 뒤에 바깥쪽의 자석 중 한두 개를 같은 방법으로 돌려본다.

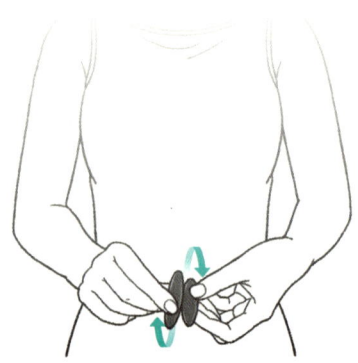

팽이 돌리기

사랑자석 하나를 책상 위에 놓고 다른 하나는 뾰족한 끝부분이 반 정도 보이게 하여 한 손에 잡는다. 자석을 잡은 손을 책상 위에 놓은 자석에서 위로 5~10cm 정도 거리를 두고 뱅글뱅글 돌린다. 그러면 자력에 의해 아래쪽 자석도 따라서 돌게 된다. 두 자석간의 거리, 원을 그리는 속도 등을 조절하면서 책상 위의 자석이 팽이처럼 빠르게 돌아가도록 해본다. 자석을 두 개나 세 개를 잡고도 해본다.

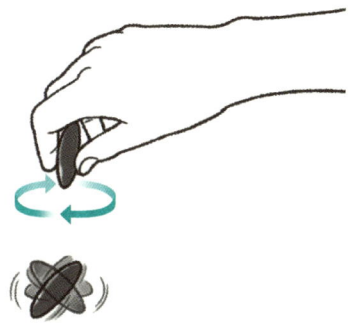

자석 떡고치 만들기

사랑자석 두세 개를 책상 위에 약 7~10cm 간격으로 놓는다. 자석 중 하나를 손으로 팽그르르 돌린다. 자석이 회전하면서 움직이면 다른 자석도 따라서 돌며 곧이어 두 자석이 따다닥 소리를 내면서 붙는다. 어떤 경우에는 두 자석이 공중으로 가볍게 튀어올라 곡예를 부리며 소리를 내기도 한다. 세 개나 네 개의 자석을 사용해서도 해본다. 자석 하나를 회전시키면 나머지 자석도 따라 움직이다가 따다닥 소리를 내며 떡고치 모양으로 붙는다.

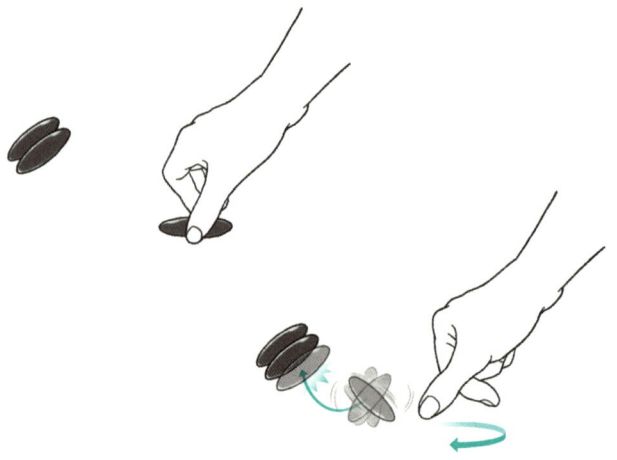

비엔나 소시지 만들기

사랑자석 한 개를 한 손으로 잡아 뾰족한 쪽을 위 아래로 가게 해서 책상 위에 세운다. 다른 손으로는 같은 방법으로 자석을 한 개 잡아 책상 위의 자석 위쪽으로 붙지 않을 만큼 가까이 가져간다. 아래쪽 손을 자석에서 조심스럽게 떼며 위쪽 자석을 아래쪽으로 가져가면 두 자석이 붙어서 비엔나 소시지 모양을 만든다.

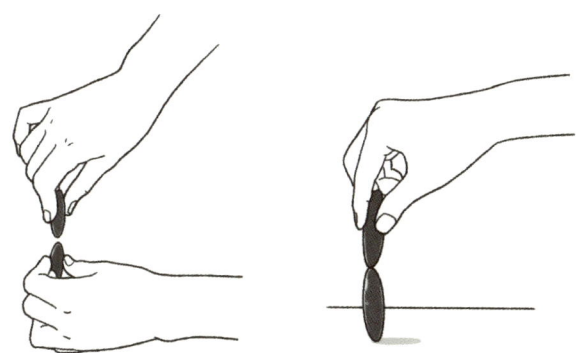

중심 세우기

비엔나 소시지 만들기와 똑같은 방법으로 하되, 이번에는 두 자석을 붙이지 말고 약간의 공간을 유지한 채 아래쪽 자석이 서 있도록 해본다. 몇 번 연습해보면 누구나 중심을 잡는 감각을 찾을 수 있다. 이 상태를 최대한 오랫동안 유지해본다.

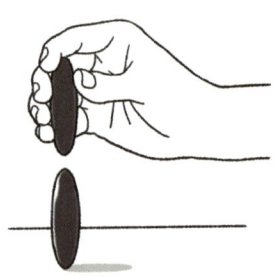

공중제비 돌리기

손바닥을 편 상태에서 손가락 쪽에 사랑자석 두 개를 3~4cm 간격으로 올려놓고 엄지손가락으로 잡아 고정시킨다. 이 상태에서 두 자석을 동시에 공중으로 던져 올린다. 자석이 공중에서 회전하면서 따다닥 따르르 소리를 내며 붙는다. 자석을 높이 던져올릴수록 소리가 더 오래 이어지게 할 수 있다.

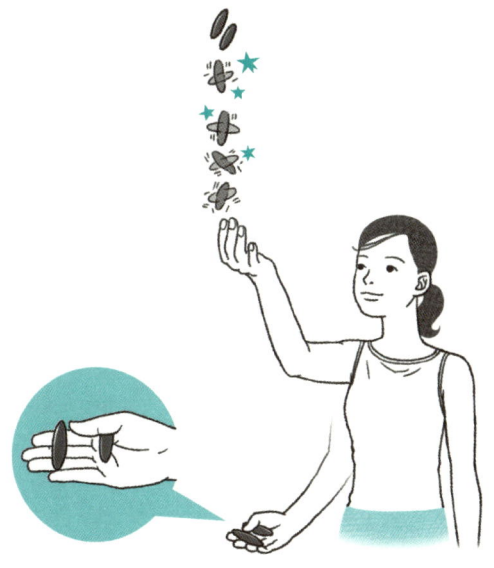

자석으로 에너지장 느끼기

이제 사랑자석을 이용해 우리 몸의 에너지와 에너지가 만들어내는 공간인 에너지장을 느끼고 그 느낌을 증폭시키는 시간을 가져보자. 먼저 감각이 예민해서 에너지를 쉽게 느낄 수 있는 손을 이용해 사랑자석에서 나오는 에너지를 느껴보고, 그 느낌을 몸의 다른 부위로도 확산시켜 보자.

시끄럽고 복잡한 곳보다는 집중하기 좋은 조용한 장소에서 하는 것이 좋다. 집중이 잘 안 될 경우에는 눈을 감으면 많은 도움이 된다. 외부의 시각적인 자극이 차단되기 때문에 우리 몸의 미세한 에너지 감각을 훨씬 더 민감하게 느낄 수 있다.

혼자서 해보기

사랑자석을 세로로 세운 상태에서 손가락 쪽에 대고 엄지손가락으로 잡아 고정시킨다. 먼저 자석의 몸통을 조금씩 돌려 서로 당기는 힘이 작용하도록 맞춘다. 이 상태에서 두 눈을 감고 천천히 두 자석을 서로 붙지 않을 정도로 가까이 했다가 몸통 너비 정도로 멀리 하기를 반복한다. 자석의 서로 당기는 힘이 작용할 때 우리 몸의 에너지는 중심부로 모이며 닫히게 된다.

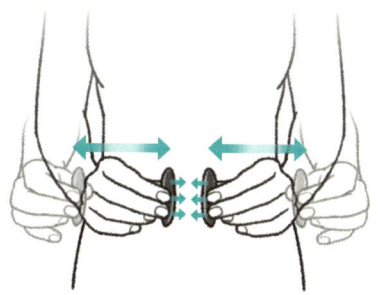

다시 자석의 몸통을 조금씩 돌려서 이제 서로 밀어내는 힘이 작용하도록 맞춘다. 이 상태에서 두 눈을 감고 두 자석을 가까이 했다가 멀리 하기를 반복해본다. 자석의 서로 미는 힘이 작용할 때 우리 몸의 에너지는 열리고 밖으로 퍼져나간다.

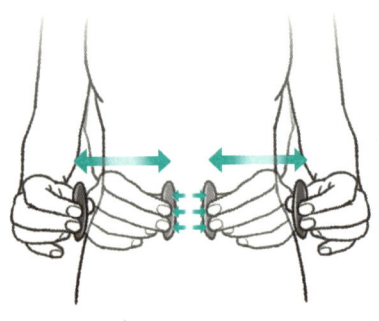

자석의 뾰족한 쪽이 보이도록 양손으로 가볍게 말아쥐고 자전거 페달을 밟듯이 작은 원을 그리며 돌려본다. 밀어내고 당기는 울퉁불퉁한 에너지의 느낌에 주의를 기울여본다. 손 안의 자석이 꿈틀꿈틀하기도 하고, 손바닥과 손끝이 찌릿찌릿하기도 할 것이다. 민감한 사람은 이런 느낌이 손목과 팔을 타고 온몸으로 확산되는 것을 느낄 수 있다. 자석을 돌리면서 밀고 당기는 힘이 반복해서 작용하게 하면 우리 몸의 에너지가 수축과 이완, 닫힘과 열림을 반복하면서 활성화되고 증폭된다. 이 동작을 계속하면 마음이 차분하게 가라앉고 호흡도 편안해진다. 집중력을 기르는 데도 그만이다.

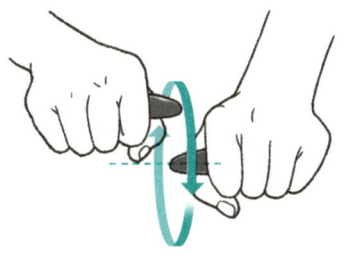

이번에는 한 손은 손바닥을 펴고, 다른 손으로는 뾰족한 쪽이 아래로 향하게 하여 자석을 잡는다. 자석을 잡은 손을 펼친 손바닥 위로 가져가, 손바닥 정중앙 2~3cm 위에서 작은 원을 그리며 뱅글뱅글 돌린다. 돌리기를 멈추고 자석을 손바닥에 가까이 가져갔다가 멀리 하기를 반복한다. 손바닥 중심부가 저릿저릿해지면서 그 느낌이 손목과 팔을 타고 몸의 다른 부위로 확산되는 것을 느낄 수 있다. 에너지장이 손 주위를 구름처럼 감싸는 느낌, 에너지로 된 아주 두터운 장갑을 낀 것 같은 느낌이 들기도 한다.

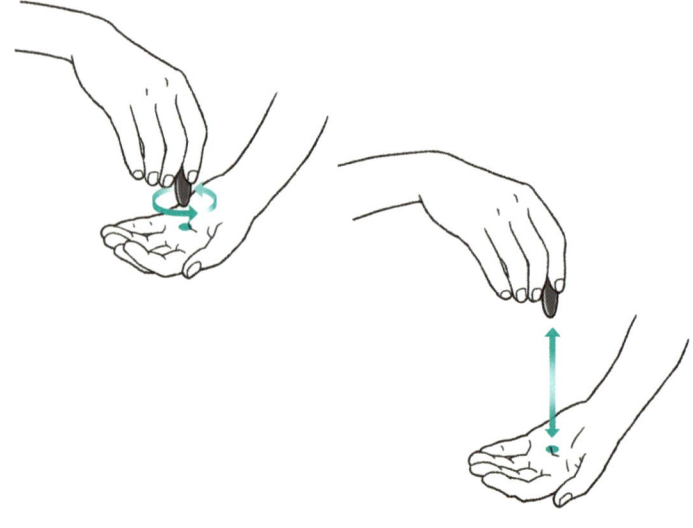

양 손바닥에 사랑자석을 하나씩 올려놓고 한 손은 아래, 한 손은 위로 겹장을 한 다음 1분간 가만히 손바닥의 느낌에 집중한다. 양 손바닥 사이에 강력한 전류가 흐르는 것처럼 따끔따끔하기도 하고 저릿저릿하기도 할 것이다. 이제, 밑에 있는 손은 아랫배 앞에 고정시키고 위에 있는 손을 천천히 가슴 높이까지 들어올렸다 내리기를 반복한다. 양손의 간격이 가까워지고 멀어질 때 느낌이 어떻게 달라지는지 주의를 기울여본다. 손바닥과 손등 사이에 강력한 자력을 느낄 수 있으며, 특히 손바닥 한가운데가 활성화된다.

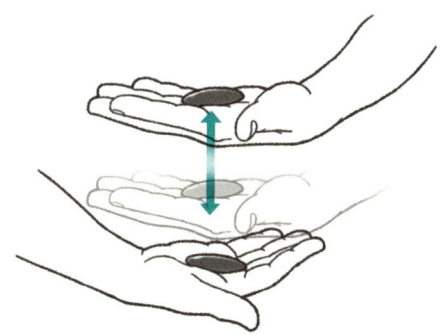

둘이서 해보기

사랑자석을 여러 개 붙이면 자력이 커지듯이 여러 사람이 모여 에너지 체험을 하면 에너지장이 더욱 커지는 것을 느낄 수 있다. 이번에는 가족이나 친구와 함께 자석을 이용해 에너지를 느껴보자.

두 사람이 마주앉아 한 사람은 양 손바닥을 하늘로 향한 채 손가락 방향으로 사랑자석을 올려놓는다. 다른 사람은 양손으로 자석의 몸통을 살짝 잡고, 상대방의 자석 위로 가까이했다가 멀리하기를 반복한다. 밑에 있는 자석이 딸려오면 아래 사람의 중지와 약지 사이에 자석을 살짝 끼워두면 좋다. 서로 바꿔서도 해보고 느낌을 이야기해본다.

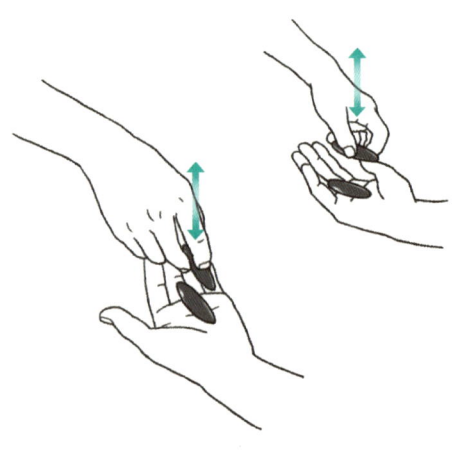

이번에는 한 사람은 주먹 위로 자석 끝이 보이도록 양손을 말아쥔 채 가만히 있는다. 다른 사람은 주먹 아래로 자석 끝이 보이도록 양손을 말아쥔 채 상대방의 손 위에서 자석 주변으로 맷돌을 돌리듯 천천히 돌려본다. 보이지 않는 공간에 요철이 있는 것처럼 구불구불한 에너지의 터널이 느껴질 것이다. 서로 바꿔서도 해보고 느낌을 이야기해본다.

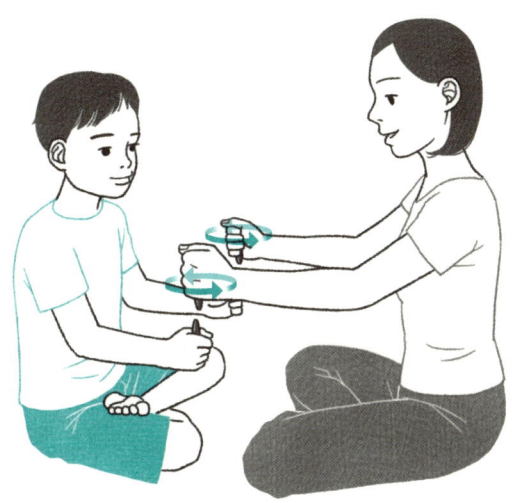

여럿이 할 때는 모두, 왼손은 하늘을 향한 채 펼쳐서 자석을 올려놓고, 오른손은 손바닥이 땅을 향한 채 자석을 말아쥔다. 그 상태로 왼손은 옆 사람의 오른손 아래에, 오른손은 옆 사람의 왼손 위에 오게 한다. 이제 모두 왼손은 고정한 채 오른손만 아래 위로 움직여 내 자석과 옆 사람의 자석을 가까이 했다가 멀리 하기를 반복한다. 나의 손과 옆 사람의 손 사이에 전선이 연결된 것처럼 찌릿찌릿한 전류감을 느낄 수 있다.

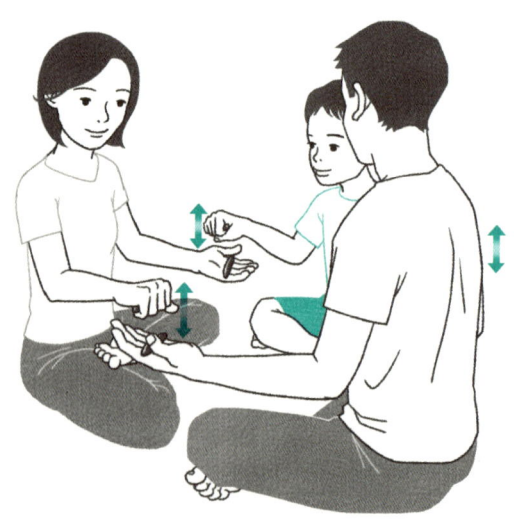

이번에는 사랑자석의 뾰족한 부분이 왼손은 주먹 위로 나오게 말아쥐고, 오른손은 주먹 아래로 나오게 말아쥔다. 그 상태로 왼손은 옆 사람의 오른손 아래에, 오른손은 옆 사람의 왼손 위에 오게 한다. 이제 왼손은 가만히 두고 오른손만 맷돌을 돌리듯 옆 사람의 자석 위로 천천히 회전시킨다. 왼손은 고정한 채 오른손만 움직여주지만 양손 모두 자력감이 증폭되는 것을 느낄 수 있다.

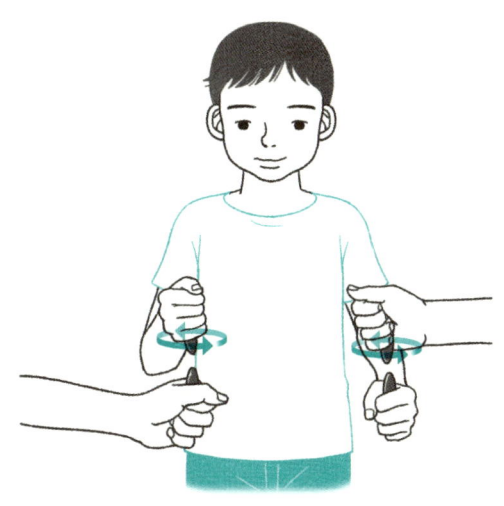

알아맞히기 게임

한 사람은 양 손바닥을 펴서 앞으로 내민 채 눈을 감는다. 다른 사람은 상대방의 양 손바닥 중 어느 한 쪽을 골라 손바닥 정중앙 2~3cm 위에서 작은 원을 그리며 자석을 뱅글뱅글 돌린다. 또 자석을 손바닥 중앙부에 가까이 가져갔다가 멀리 떼기를 반복해본다. 눈을 감은 사람은 어느 쪽에 자석이 있는지 알아맞혀 본다. 자석을 돌리는지, 위 아래로 움직이는지도 알아맞혀 본다. 서로 역할을 바꿔서도 해본다. 처음에는 자석을 가까이 댄 손바닥에서 강한 자력이 느껴지다가 곧 이어 그 느낌이 다른 손으로까지 전달되는 것을 느낄 수 있다.

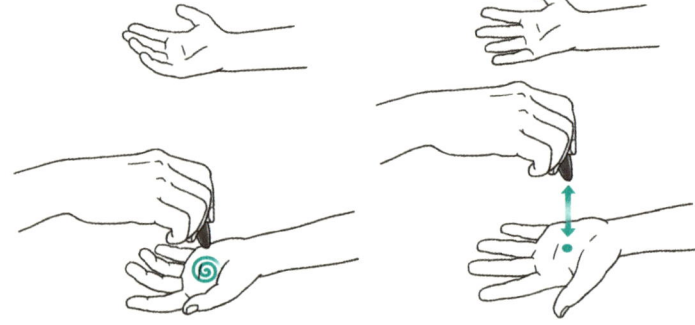

자석으로 에너지장 강화하기

스트레스가 쌓이거나 몸이 피로하면 누구나 에너지가 달리게 마련이다. 몸과 마음에 힘이 없고 축 처져서 아무것도 하기 싫을 때 흔히 "기력이 떨어졌다"고 한다. 기력이 없다고 몸을 전혀 움직이지 않으면 에너지가 정체되어 물 먹은 솜처럼 몸이 더 무거워진다. 이럴 때는 사랑자석을 이용해 간단하고도 빠르게 몸의 에너지장을 강화해보자.

우리 몸에는 눈에 보이지는 않지만 에너지가 다니는 길이 있다. 이것을 한의학에서는 '경락'이라 하고, 에너지가 우리 몸 안팎을 드나드는 통로를 '혈자리'라고 한다. 요가에도 비슷한 개념이 있는데, 우리 몸에서 에너지가 강력하게 모여 있는 일종의 에너지 센터를 '차크라'라고 한다. 차크라는 산스크리트어로 '바퀴'라는 뜻이며, 우리 몸에는 7개의 대표적인 차크라가 있다. 7개 차크라의 위치는 각각 생식기 주변, 아랫배, 명치, 가슴, 목, 이마, 정수리이다.

사랑자석을 이용해 1~7번 차크라까지 차례대로 자극할 수도 있으나 그 중 가장 대표적인 3곳만 자극해 주어도 큰 효과를 볼 수 있다. 이 3개의 에너지 센터는 아랫배, 가슴, 이마에 위치해 있다. 이 3개의 에너지 센터는 우리 고유의 심신 수련법인 단학丹學에서는 '단전'이라고 부르는 곳이다.

'단전丹田'이란 기운의 밭이란 뜻으로 몸의 에너지가 합성되고 저장되는 곳이다. 해부학상으로는 눈에 보이지 않지만 몸의 에너지 발전소와 같은 개념으로, 에너지 감각이 개발되면 누구나 느낄 수 있다. 아랫배의 에너지 센터를 하단전, 가슴의 에너지 센터를 중단전, 이마의 에너지 센터를 상단전이라고 한다.

이 중 배꼽 아래 5cm 정도 위치에서 다시 안으로 5cm 정도 들어간 곳에서 그 중심이 느껴지는 하단전은 우리 몸의 육체적 활동을 책임지고 있다. 하단전은 에너지를 몸 안에 축적하고 온몸으로 순환시키는 역할을 한다. 하단전이 강화되면 몸이 기적인 균형 상태를 이루어 최적의 건강 상태를 유지하게 되며 자연치유력도 높아진다. 또한 집중력과 인내심이 길러지며, 일의 추진력도 왕성해지고 자신감이 솟는 등 심리적인 부분에도 큰 영향을 미친다.

양 젖꼭지의 중앙 부위에 위치한 중단전은 감정의 에너지를 관리하는 곳이다. 중단전이 발달되면 평화롭고 고요한 마음의 상태를 느끼고 사랑의 마음이 솟아난다. 반면, 부정적인 감정 때문에 스트레스를 받으면 중단전의 에너지 순환에 장애가 생기면서 신경계와 순환계에 영향을 주어 각종 심인성 질환이 생기기도 한다.

눈썹 사이 미간에서 약간 위로 올라간 인당에 위치한 상단전은 뇌와 밀접한 관련이 있다. 상단전이 활성화되면 사리판단이 정확해지고 집중력이 좋아진다. 또한 문제의 핵심을 짚거나 어려운 문제를 해결할 수 있는 아이디어가 떠오르거나, 겉으로는 전혀 상관이 없어 보이는 다양한 요소나 분야를 서로 연결하여 새로운 것을 창조하는 능력 등 다양한 정신능력이 개발된다.

이 세 개의 에너지 센터는 서로 다른 에너지를 가지고 있으나 우리 몸에서 하나의 시스템을 이루며 고도의 협력체계 안에서 움직인다. 에너지 감각을 활성화시켜 세 개의 단전이 고루 개발되면 육체적인 건강, 정서적인 풍요로움, 활발한 정신력이 모두 따라와 생활에 균형이 잡힌다.

자기명상의 기본편은 먼저 사랑자석을 이용해 손의 감각을 활성화한 다음, 하단전, 중단전, 상단전의 에너지장을 강화하고, 이어 세 개의 에너지장을 하나로 연결한 상태에서 명상을 하는 흐름으로 이루어져 있다. 앞에서 자석을 이용해 손의 감각을 활성화했으니, 이제 세 곳의 에너지 센터를 강화해보자.

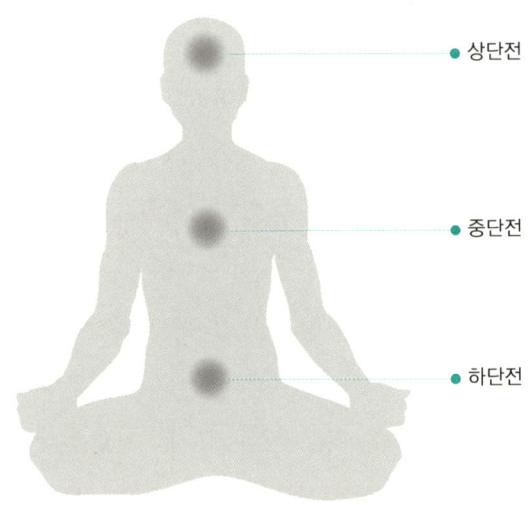

힘이 솟는 아랫배의 에너지장 강화하기

사랑자석을 가로로 뉘운 상태에서 양손에 자석을 하나씩 잡는다. 아랫배 앞쪽에서 3~5cm 정도 거리를 둔 채 자석의 뾰족한 쪽을 마주보게 하여 작은 원을 그리며 돌린다. 이때 허리를 편하게 바로 세우고 고개는 살짝 숙이며 눈은 보일듯 말듯 하게 감는다. 고개를 깊이 숙여서 아랫배 쪽을 내려다보는 자세는 에너지 순환을 방해하므로 주의한다. 3~5분간 반복하면서 아랫배에 어떤 느낌이 드는지 느껴본다.

자석을 돌리는 동안 입을 약간 벌리고 숨을 길게 내쉰다. 아랫배에서 따뜻한 열감이 생기고, 집중하면 열감이 더욱 강해지

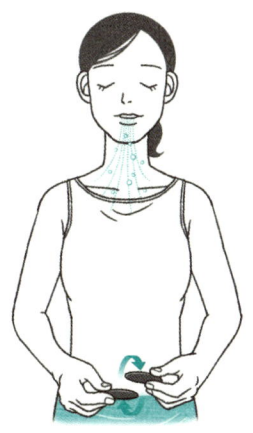

며, 골반과 허리 둘레, 허리 뒤쪽까지 퍼져 나갈 것이다. 숨도 저절로 깊어지고 입안에 침이 고이며, 아랫배에 힘이 차오른다. 계속 집중하면 아랫배 속에서 공간감이 느껴지며, 그 공간이 계속 깊어지고 넓어지는 느낌이 든다. 집중하여 그 감각을 계속 키워나간다.

사랑자석을 양손 엄지로 한두 개씩 쥐고 아랫배 앞으로 가져간다. 손바닥을 오목하게 만들어 1분간 아랫배에 해를 비추듯 가만히 에너지를 충전시켜준다. 이번에는 호흡과 함께 손을 앞으로 밀었다가 아랫배로 당기는 동작을 1분간 반복한다. 잠깐만 해도 머리로 올라온 열이 아랫배로 내려가 단전이 따뜻해지고 몸이 가뿐해지는 것을 느낄 수 있다.

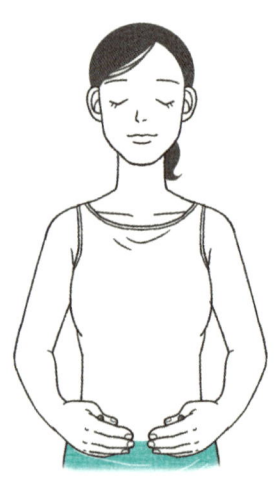

마음이 편해지는 가슴의 에너지장 강화하기

사랑자석을 가로로 뉘운 상태에서 양손으로 하나씩 쥐고 가슴 앞 3~5cm 가까이로 가져가 작은 원을 그린다. 원을 그리는 방향은 크게 상관이 없으니 자신에게 편한 쪽으로 돌리면 된다. 허리를 바로 세우고 고개는 아주 살짝 숙이고 눈을 감는다. 가슴에 집중하면서 3~5분간 계속 자석을 돌린다. 가슴이 따뜻해지면서 절로 편안해질 것이다. 마치 카메라 조리개가 열리듯이, 혹은 무엇인가가 녹아내리거나 물 속에서 물감이 퍼져나가듯이 가슴 부위가 열리는 느낌이 들면서 에너지가 몸 전체로 퍼져나간다. 자석을 돌리는 동안 입을 약간 벌리고 숨을 길게 내쉰다.

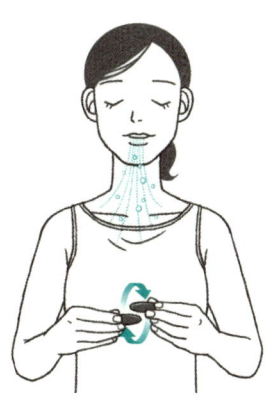

머리가 시원해지는 뇌의 에너지장 강화하기

사랑자석을 가로로 뉘운 상태에서 양손으로 자석을 하나씩 쥐고 양 눈썹 사이 미간에서 약간 위쪽의 인당으로 가져간다. 인당 앞에서 3~5cm 거리를 두고 빙글빙글 작은 원을 그리며 자석을 돌려본다. 3~5분간 지속하면서 어떤 느낌이 드는지를 느낀다. 이마와 자석 사이에서 밀고 당기는 자력감이 느껴지기도 하고 머리 주위 혹은 머릿속에서 찌릿찌릿하거나 스멀스멀한 느낌도 느껴질 것이다. 계속 집중하면 머리에서 무거운 열기 같은 것이 빠져나가는 느낌이 들면서 머리가 맑고 시원해진다. 에너지장이 머리 주위를 캡슐처럼 둘러싸는 느낌이 들기도 한다. 자석을 돌리는 동안 입을 약간 벌리고 숨을 길게 내쉰다.

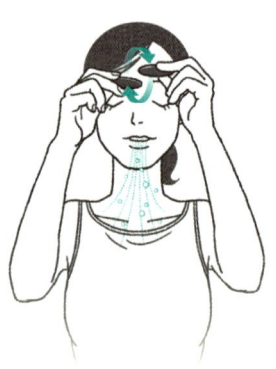

에너지장 연결하기

우리 몸의 3대 에너지 센터인 아랫배, 가슴, 뇌의 에너지장을 하나로 연결해 보자. 한 손은 아랫배 앞에서 손바닥을 하늘로 향하게 두고 자석을 올려둔다. 다른 손은 엄지로 자석을 쥐고 손바닥을 땅으로 향한 채 두 손 사이에 공간을 두고 마주보게 한다. 한손은 아랫배 앞에 그대로 두고 숨을 들이마시며 다른 손을 서서히 머리끝까지 끌어올린다. 다시 숨을 내쉬면서 올렸던 손을 쓸어내리듯이 아주 천천히 두 자석이 붙지 않을 만큼 가까이 내린다. 이 동작을 여러 번 반복한다.

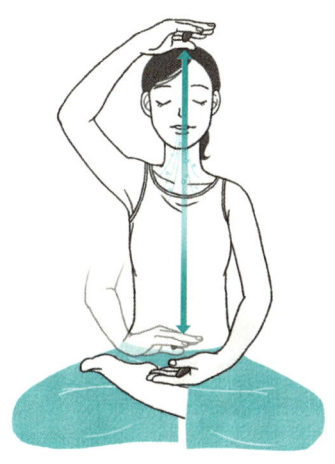

이때 중요한 것은 머리, 가슴, 아랫배 사이에서 어떤 느낌이 드는지에 집중하는 것이다. 손 동작과 함께 머리에서부터 아랫배까지 묵직한 에너지의 기둥이 내려왔다가 올라가는 느낌과 함께 세 곳의 에너지장이 연결되는 느낌이 들 것이다. 우리 몸의 중요한 에너지 센터가 모두 활성화되면 아랫배는 따뜻해지고 가슴은 편안해지며 머리는 시원해진다. 이러한 에너지 상태에 있을 때 집중이 절로 되고, 창조적인 아이디어도 잘 떠오른다.

마그네틱 바디 만들기

누구나 자신만의 생체 자기장, 자신만의 에너지장이 있다. 이 생체 자기장은 보통은 눈에 보이지 않지만 에너지 감각이 아주 예민한 사람은 자신이나 다른 사람의 생체 자기장을 구체적인 감각으로 느끼기도 한다. 이 생체 자기장이 약해지면 스트레스를 잘 받거나 쉽게 피로해진다. 또한 주위 사람들이나 환경의 부정적인 에너지에 쉽게 영향을 받는다. 사랑자석을 이용해 짧은 시간에 온몸의 생체 자기장을 강화해서 건강한 마그네틱 바디를 만들어보자.

한 손으로 자석의 뾰족한 쪽이 몸을 향하게 잡는다. 이때 눈을 감는 것이 집중하는 데 훨씬 효과적이다. 마치 온몸에 에너지 코일을 감듯이 자석으로 머리 끝에서부터 발끝까지 에너지장을 만들어준다. 이 세상에서 제일 아끼고 사랑하는 사람에게, 이 세상에서 가장 아름답고 소중한 선물을 준다는 느낌으로 천천히 정성스럽게 한다.

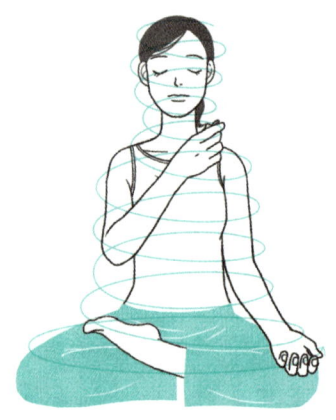

다음에는 인당에서 시작해서 얼굴을 지나 머리 바깥쪽까지 천천히 소용돌이 모양을 그리며 에너지장을 만든다. 시계방향으로 돌리든, 반대방향으로 돌리든 큰 상관이 없다. 자신에게 편한 방향으로 하면 된다. 다음에는 가슴 정중앙에서 시작해 몸통 바깥쪽까지 같은 방법으로 소용돌이 모양을 그리며 에너지장을 확대시켜 나간다. 마지막으로 아랫배에서 시작해 허리와 골반, 다리까지 마찬가지 방법으로 소용돌이 모양을 그리며 에너지장을 강화해준다.

마지막으로 몸 전체를 감싸는 큰 원을 그린다. 자신이 커다란 타원형의 사랑자석 안에 들어 있다고 상상한다. 온몸이 강력한 에너지장에 둘러싸인 느낌이 들 때까지 몇 번 반복한다.

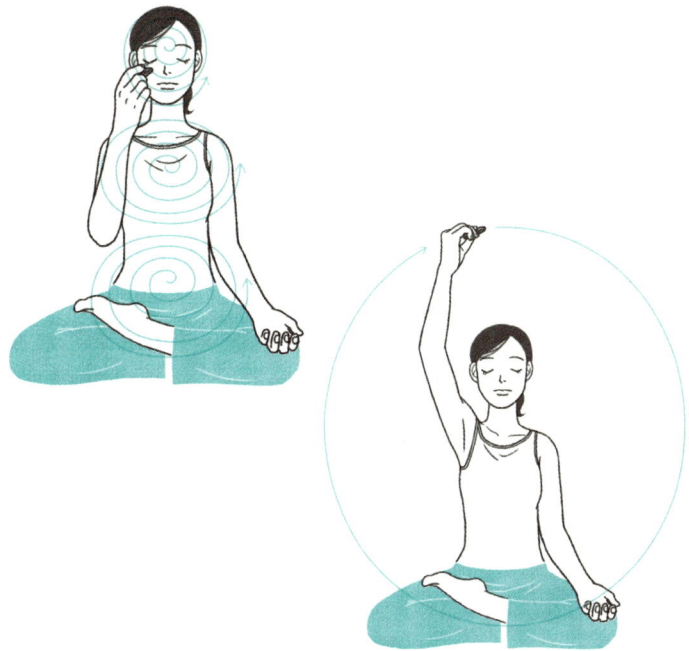

원하는 것을 끌어오는 명상

온몸의 에너지장을 강화하는 마그네틱 바디 수련을 한 상태에서 양손에 자석을 하나씩 쥐고 편안하게 앉아서 양손은 무릎 위에 올려놓는다. 바닥에 앉아도 되고 의자에 앉아도 된다. 바닥에 앉을 때는 굳이 반가부좌를 하지 않아도 된다. 편하게 책상다리를 해도 좋다. 앉아 있기가 불편하면 바닥에 누워도 상관없다.

눈을 감고 강력한 에너지장이 온몸을 감싸는 것을 느껴본다. 자력으로 자신의 몸 전체가 강력한 자석이 되었다고 상상한다. 자신의 에너지장과 주위의 모든 에너지장, 지구 전체의 에너지장이 완전한 리듬 속에서 하나로 공명하고 있다고 상상한다.

그 상태에서 자신이 원하는 것을 떠올린다. 자석이 된 자신의 몸 주위로 자기가 원하는 것이 강력하게 끌려오는 것을 상상한다. 건강, 행복, 경제적인 풍요, 원만한 인간관계, 습관 바꾸기 등 무엇이든 상관없다. 원하는 것이 어떤 물건이든, 사람이든, 특정한 감정이나 에너지 상태이든, 원하는 모든 것이 에너지 자석이 된 자신에게로 끌려오는 것을 상상한다.

원하는 것이 이미 이루어진 것을 상상하며 마음껏 기쁨과 만족감을 느껴본다. 그리고 그 일이 이루어지도록 도와준 모든 사람들, 모든 조건들, 당신이 미처 알아채지 못할지라도 언제나 당신에게 무한한 가능성과 최상의 것을 허락하는 우주의 대생명력에 진심으로 감사하는 마음을 갖는다.

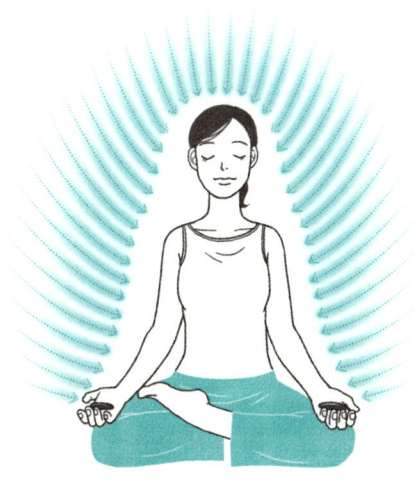

자석 없이 하는 에너지 명상

사랑자석을 활용해서 에너지를 느끼고 에너지장을 확장하는 연습을 충분히 했으면 이제 자석 없이 시도해본다. 몸의 감각만을 사용해서 느껴지는 에너지는 자석을 이용할 때보다 훨씬 부드럽고 깊은 느낌을 준다. 에너지가 잘 느껴지지 않으면 '자석으로 에너지장 느끼기'를 몇 번 반복한 다음, 곧 이어 그 느낌을 살려서 자석 없이 손으로만 해보도록 한다.

양손 사이의 에너지장이 확실하게 느껴지면 이 책에 소개된 모든 자기명상을 자석 없이 몸의 감각만을 활용해서 경험할 수 있다. 기본적으로 자석 대신 손의 에너지 감각을 활용하면 된다. 기본편의 명상법뿐만 아니라 응용편에 실린 모든 수련법도 마찬가지다. 에너지 감각은 많이 활용할수록 더욱 섬세해지고 강해진다. 틈이 나는 대로 연습해보고 가족이나 친구들과도 에너지를 통해 서로 교류하고 소통하는 시간을 자주 가지면 좋다.

에너지의 원리는 단지 우리 몸에만 적용되는 것이 아니라, 세상만물이 돌아가는 보편적인 이치이기도 하다. 그래서 에너지를 느끼고 활용하는 기술이 늘어날수록 당신의 삶을 풍요롭게 할 삶의 기술 또한 늘어난다.

자기명상과 창조력

자석의 밀고 당기는 힘을 이용해 에너지를 느끼다가 자석 없이 몸의 감각을 통해서만 에너지를 느낄 수 있게 되면, 중요한 사실 한 가지를 깨닫게 된다. 자석이 없어도 밀고 당기는 힘이 그대로 느껴지는데, 마음(의도)을 바꾸는 것만으로도 양손 사이에서 느껴지는 미는 힘과 당기는 힘의 느낌을 바꿀 수 있다는 것이다.

이것은 생각의 힘으로 에너지의 극성을 바꾸는 것, 달리 말하면, 생각으로 객관적인 물리적 상태에 즉각적인 변화를 일으키는 것이다. 양손 사이에서 에너지가 밀려난다고 생각하면 양손도 따라서 밀려나고, 양손 사이에서 미는 힘이 느껴진다. 반대로 양손 사이에서 에너지가 서로 끌어당긴다고 생각하면 양손도 따라서 가까워지고, 양손 사이에서 당기는 힘이 느껴진다. 에너지를 느끼는 상태에서는 우리의 생각 자체가 곧 명령이 되어 양손 사이의 에너지가 이 명령에 따라 밀고 당기는 힘을 창조해낸다.

에너지의 방향을 스스로 조절할 수 있다는 것, 이것은 굉장한 발견이다. 이것이 결국 모든 창조의 비밀이기 때문이다. 모든 창조는 생각, 즉 의도에서 시작된다. 자신의 생각이 바로 에너지의 변화로 나타나는 것을 경험하고, 이를 반복적으로 연습하다 보면, 이 경험을 생활 전반으로 확산시킬 수 있다. 그 다음부터는 창조하는 것이 쉬워진다.

손바닥의 에너지장 느끼기

의자나 바닥에 앉은 자세에서 허리를 편안하게 편다. 두 손을 양 무릎 위에 올리고 어깨와 가슴, 팔을 이완해준다. 천천히 숨을 들이마시고 내쉰다. 편안해질 때까지 몇 번 반복한다. 손바닥이 위로 향하게 한 채, 천천히 양손을 무릎에서 떼어 허리 높이로 들어올린다. 의식을 양손에 집중한다. 손바닥의 느낌에 집중하면서 양손을 천천히 가슴 높이로 들어 올렸다가 다시 허리 높이로 내려준다. 이 동작을 계속해서 천천히 반복한다. 두 손바닥에 묵직한 느낌이 느껴지면서 손이 점점 더 무거워질 것이다. 손바닥 위에 에너지 기둥이 형성된다.

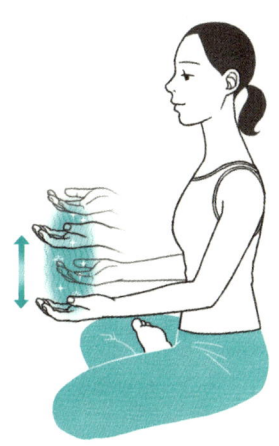

두 손 사이의 에너지장 느끼기

양손을 천천히 명치 높이로 가져간다. 두 손바닥 사이에 약간의 공간을 띄운 채 양손이 서로 마주보게 한다. 손바닥과 손바닥 사이의 공간에 의식을 집중한다. 천천히 두 손바닥 사이가 10cm 정도 되게 벌려준다. 양손이 서로 밀어내듯이 천천히 벌어진다.

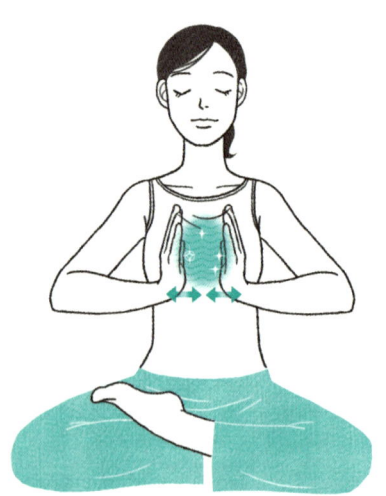

이제 다시 두 손 사이의 공간을 5cm 정도 되게 좁혀준다. 이때 두 손바닥이 서로 닿지 않게 한다. 양손 사이를 벌렸다 좁혔다 하는 동작을 계속해서 천천히 반복한다. 두 손바닥 사이의 에너지가 점점 증폭되는 것을 상상하면서 계속해서 의식을 손에 집중한다.

손에서 어떤 미세한 느낌이라도 느껴지면 계속해서 그 느낌에 집중한다. 손에서 열감이나 찌릿찌릿한 전력감이 느껴질 수도 있고, 마치 양 손바닥 사이에 풍선이 들어 있는 듯한 부피감과 자력감이 들 수도 있다. 자석을 사용할 때처럼 손바닥 사이의 에너지장이 커졌다, 작아졌다 하는 느낌이 든다. 나비가 천천히 날갯짓을 하듯이 양손을 부드럽게 서로 밀어냈다가 다시 당겨준다. 양손 사이의 자력감을 키우면서 이 동작을 계속해서 반복한다.

에너지 감각은 많이 활용할수록
더욱 섬세해지고 강해진다.
집중력 향상, 스트레스 해소, 활력 충전,
뇌감각 깨우기에
자기명상을 마음껏 응용해보라.

3장

자기명상 · 응용편

집중력을 높여주는 명상

공부든 일이든 취미생활이든 몰입과 집중 없이는 최상의 결과를 얻기 어렵다. 집중한다는 것은 잡념의 방해를 받지 않고 현재의 순간에 주의를 온전하게 기울이는 것이다. 집중력을 높이는 명상 중 효과적이면서도 누구나 쉽게 할 수 있는 것이 두 가지 있다. 하나는 '에너지'에, 다른 하나는 '숨'에 집중하는 것이다. 기본편에서 다룬 모든 방법은 에너지 감각에 집중함으로써 자연스럽게 명상의 효과를 가져다준다. 여기에 '숨'이 더해지면 집중력을 더 크게 향상시킬 수 있고 명상도 더욱 깊어진다.

호흡에 들어가기 전에 먼저 우리 몸의 막힌 곳을 열어 에너지 순환이 잘 되게 하는 것이 중요하다. 특히 머리, 얼굴, 목, 어깨 부위를 이완해주면 뇌로 가는 혈액과 에너지의 흐름을 개

선해주기 때문에 집중력 향상에 큰 도움이 된다.

  소음이나 다른 사람의 방해를 받지 않는 조용한 곳에서 명상을 하도록 한다. 이 명상은 바닥에 앉아서 해도 되고 의자에 앉아서 해도 좋다. 눈을 떠도 되지만 눈을 감으면 훨씬 더 효과적이다. 처음에는 아래에 소개된 1~5단계까지의 방법을 차례대로 따라 해서 모든 단계에 익숙해지도록 한다. 나중에는 자신의 에너지 상태나 상황에 맞게 원하는 단계만 선택해서 해도 된다. 다른 준비운동으로 몸이 충분히 이완되어 있을 경우에는 4단계와 5단계만 해도 충분한 효과를 얻을 수 있다. 초보자들은 가벼운 명상음악을 틀어놓고 해도 좋으나 익숙해지면 음악 없이 하는 것이 더 좋다.

1단계 • 톡톡 머리 두드리기

손가락으로 사랑자석을 잡고 자석의 뾰족한 끝으로 머리 전체를 가볍게 톡톡 두드려준다. 머리 위쪽, 앞쪽, 옆쪽, 뒤쪽, 목덜미, 어깨까지 빠짐없이 두드려준다. 아플 정도로 너무 세게 두드리지 않도록 주의한다. 두드리는 동안 입을 약간 벌리고 숨을 길게 내쉬어준다. 너무나 간단해 보이는 동작이지만 실제로 해보면 그 효과에 놀라게 될 것이다. 머리가 금세 시원해진다.

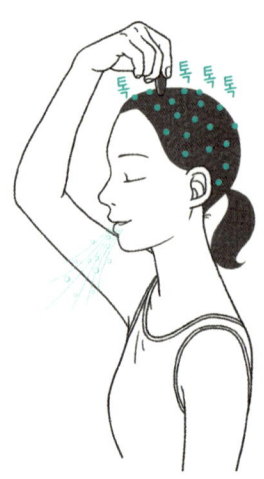

2단계 • 머리의 혈자리 자극하기

손가락으로 사랑자석을 잡고 자석의 뾰족한 끝으로 머리카락과 얼굴 피부가 만나는 경계를 따라 작은 원을 그리며 지그시 마사지해준다. 이마 위쪽 가운데서부터 시작하여 귀 주위, 뒷목덜미 위까지 빠짐없이 골고루 마사지해준다. 다음에는 머리와 얼굴의 주요 혈자리를 같은 방법으로 지그시 마사지해준다. 백회 - 전정 - 인당 - 미간 - 태양 - 인중 - 풍지 - 아문 - 옥침 - 백회의 순으로 마사지해준다(141쪽 참조). 굳이 혈자리 이름을 외우지 않아도 된다. 위치와 순서를 기억하는 것만으로 충분하다. 마사지하는 동안 입을 가볍게 벌리고 숨을 길게 내쉬어준다.

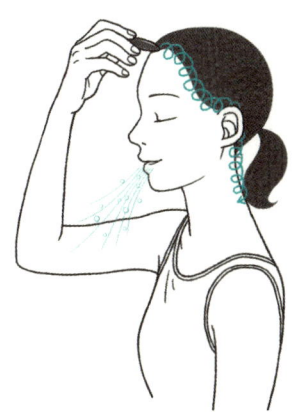

3단계 • 머리의 에너지장 강화하기

한 손에 사랑자석을 잡고 자석의 뾰족한 쪽이 얼굴을 향하게 한다. 마치 부드러운 솔로 얼굴을 쓸듯이 얼굴과 머리의 중심부에서 바깥쪽으로 탁하고 묵은 에너지를 쓸어낸다. 자석이 피부에 직접 닿지 않게 약간의 거리를 두고 쓸어내린다. 이때 입을 가볍게 벌리고 숨을 최대한 길게 내쉰다. 내쉬는 숨과 함께 머리와 얼굴 주위에 쌓여 있던 탁한 에너지들이 모두 정화되어 몸 밖으로 나간다고 상상한다.

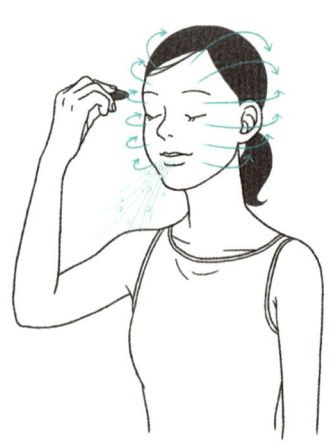

이제 자석으로 얼굴과 머리 주위에 에너지장을 만들어간다. 손과 얼굴의 간격은 5~10cm 정도 되게 하고 정수리에서부터 목까지 마치 에너지 코일을 감듯이 자기장의 막을 씌운다. 자석을 손에 쥐고 이마에서부터 머리 뒤쪽으로 쓸어넘기듯이 자기장의 막을 만들어나간다. 이번에는 마음 가는 대로 자유롭게 손을 움직여 얼굴과 머리 전체를 자기장의 막으로 둘러싸 자신의 에너지장을 강화한다.

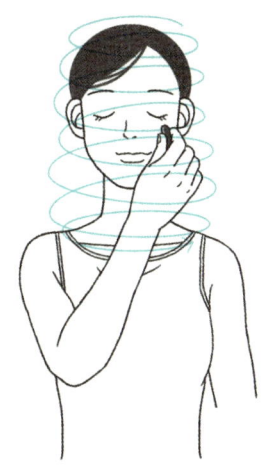
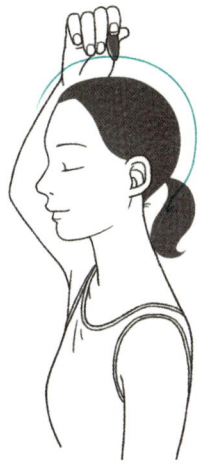

4단계 • 집중력을 높이는 인당혈 열기

양 눈썹 사이 미간의 위쪽에 자리잡은 인당은 예로부터 집중력을 높이고 통찰력을 가져다주는 중요한 혈자리로 알려져왔다. 불상이나 불화에서 부처님의 이마에 보석이나 점으로 표현되는 혈자리이기도 하다. 사랑자석으로 인당을 자극하는 방법은 크게 세 가지가 있다. 자석을 인당에 직접 대기, 자석을 인당에서 1~3cm 정도 거리를 둔 다음 그대로 멈춰 있기, 인당에서 1~3cm 정도 거리를 둔 다음 자석으로 작은 원 그리기. 이 중 한 가지를 택해도 좋고, 세 방법을 차례대로 다 활용해도 좋다. 약 1~2분 정도 자신에게 가장 적절한 방법으로 인당을 자극해준다. 인당과 그 주위가 카메라 조리개처럼 열리거나 닫히는 느낌, 맥박이 뛰는 느낌, 찌릿찌릿하거나 스멀스멀한 느낌이 들 것이다.

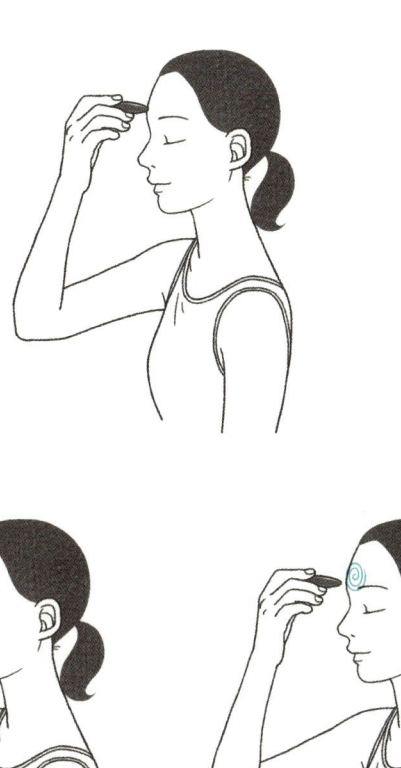

인당이 어느 정도 활성화된 느낌이 들면 이제 자석을 세로로 세운 상태에서 그림에서처럼 엄지와 다른 손가락을 사용해 고정한 다음, 천천히 인당 앞으로 가져간다. 자석을 5cm 정도로 서로 가까이 했다가 머리를 벗어날 정도로 멀리 하기를 반복하며 인당에 집중한다. 이때 손 동작과 함께 뇌가 마치 숨을 쉬듯이 팽창과 수축을 반복한다고 상상하면 훨씬 더 효과적이다.

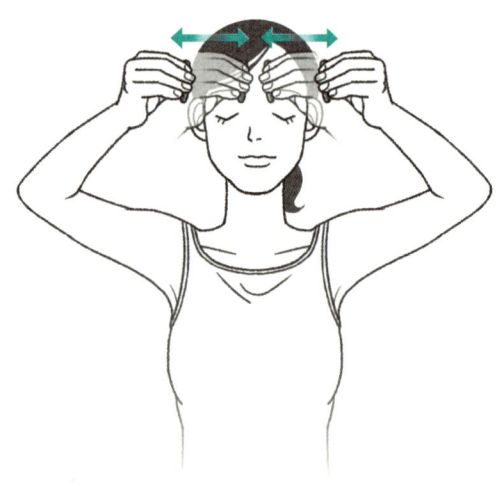

5단계 • 호흡과 함께 명상하기

사랑자석을 쥔 채로 두 손을 무릎 위에 편안하게 내려놓는다. 손은 자연스럽게 펴서 손바닥이 위로 향하게 하고 자석이 손바닥 중앙부에 놓이도록 한다. 허리를 바로 세우고 숨을 깊이 들이마시고 내쉰다. 숨을 조절하려 하지 말고 쉬어지는 대로 내버려둔다. 들이마시고 내쉬는 한 호흡에 하나, 그 다음에 둘, 이렇게 마음속으로 다섯까지 센다. 다섯까지 세었으면 다시 처음부터 센다.

다섯까지 세기가 어렵지 않으면 이제 같은 방법으로 열까지 세어본다. 무척 쉬워 보이지만 잡념 때문에 열을 세기 전에 숫자를 잊어버리는 사람이 의외로 많다. 그러니 중간에 숫자를 잊어버렸다고 해서 기 죽거나 자책할 필요가 없다.

중간에 잡념이 끼어들어 숫자를 놓치면 하나부터 다시 세면 된다. 잡념은 버리려고 할수록 눈덩이처럼 커진다. 이를 극복하려면 잡념과 다투지 말고 내려놓아야 한다. 잡념이 찾아들면 애써 떨쳐버리려 하지 말고 그냥 놔두면 된다. '잡념이 찾아왔구나'란 사실을 받아들이고 그냥 다시 호흡에 집중하는 것이다.

숨이 들어오고 나가는 느낌에 계속 집중한다. 숨을 따라 생명에너지가 들어와 몸과 뇌에 신선한 산소와 에너지를 공급한다고 상상한다. 숨을 내쉴 때는 몸 속에 쌓여 있던 탁한 에너지가 숨과 함께 몸 밖으로 빠져 나간다고 상상한다.

하루에 10분간 이렇게 호흡에 집중하여 명상을 하면 놀랄 만큼 집중력이 향상될 것이다. 바쁠 때는 3분만 해도 효과를 볼 수 있다.

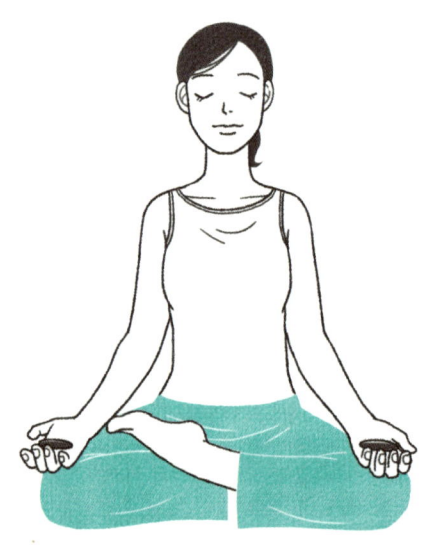

스트레스를 날려주는 명상

사소한 일에도 짜증이 나거나, 자기도 모르게 주위 사람들에게 신경질을 부리고 있거나, 한숨을 푹푹 내쉬고 있다면 하던 일을 멈추고 20분만 시간을 내보라. 스트레스가 머리끝까지 차오른 상태에서 계속 일을 하는 것은 시한폭탄을 들고 뛰는 것이나 다름없다.

 스트레스는 결코 없을 수 없고 없어서도 안 되는, 우리 몸의 중요한 생존 시스템이다. 마치 음식과 같다. 음식을 먹지 않으면 살 수 없지만 과식하면 탈이 난다. 적당한 스트레스는 긴장감을 주어 자기발전과 성장의 훌륭한 원동력이 된다. 하지만 과도한 스트레스, 특히 제때에 해소하지 않고 쌓아두어서 생기는 만성적인 스트레스는 몸과 마음의 건강을 망치는 주범이다.

스트레스를 날리는 자기명상은 가슴 부위의 막힌 곳을 열고 답답한 에너지를 몸 밖으로 내보낸 다음, 가슴에 밝고 신선한 에너지를 충전하는 흐름으로 구성되어 있다. 바닥이나 의자에 앉아서 해도 되고, 누워서 해도 된다. 누워서 할 때는 두 팔을 몸통에서 15도 가량 벌린다. 손바닥이 하늘을 향하도록 하고 두 다리는 자연스럽게 벌리는 것이 좋다.

가슴을 톡톡 두드리기

스트레스가 많으면 정화되지 않은 감정의 에너지가 가슴에 쌓이게 된다. 답답하거나 화가 날 때 자기도 모르게 주먹으로 가슴을 두드리게 되는 이유도 그 때문이다. 가슴 부위를 가볍게 두드려 주기만 해도 답답한 느낌이 많이 가시고 한결 가벼워진다. 손가락으로 사랑자석을 잡고 자석의 뾰족한 부위로 견갑골 아래, 가슴 위쪽, 가슴 중앙의 오목한 곳, 가슴 아래의 늑골과 옆구리를 가볍게 톡톡 골고루 두드려준다. 너무 아플 정도로 세게 두드리지 않도록 주의한다. 두드리는 동안 입을 살짝 벌리고 입으로 숨을 길게 내쉬어준다.

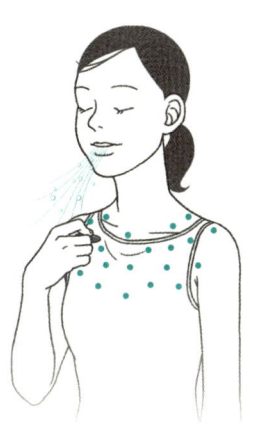

가슴의 혈자리 자극하기

사랑자석의 뾰족한 부위를 활용해 아까 두드렸던 곳을 지그시 눌러주고 원을 그리면서 문질러서 골고루 마사지해준다. 어깨와 가슴의 중간에 있는 중부혈, 양 가슴 사이 움푹 들어간 곳에 있는 단중혈을 마찬가지 방법으로 마사지해준다. 특히 단중혈은 시원한 느낌이 들 때까지 충분히 마사지해준다. 스트레스가 쌓이면 단중혈이 잘 막힌다. 단중혈이 막히면 가슴이 답답하고 속이 더부룩해지기 쉽다. 가슴에 응어리진 답답함, 화, 걱정이나 근심이 내쉬는 숨과 함께 몸에서 빠져 나간다고 상상한다.

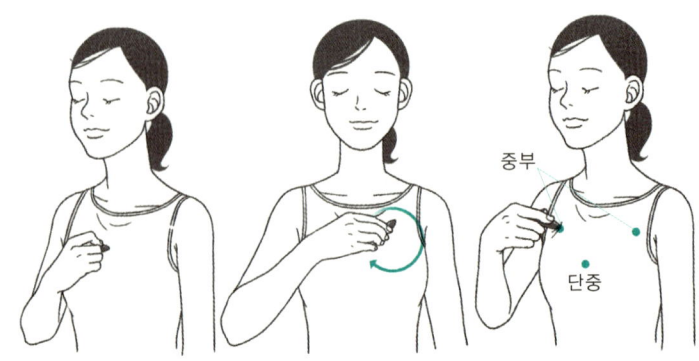

가슴의 에너지 열기

손가락으로 사랑자석을 잡고 가슴 중앙에서 몸통 아래쪽과 양팔로 탁한 에너지를 쓸어낸다. 이때 자석이 피부에 직접 닿지 않도록 약간의 거리를 둔다. 그 다음 자석의 뾰족한 부분을 단중에 가볍게 대고 1분 정도 머문다. 숨이 저절로 깊이 쉬어지면서 단중 부위에서 안쪽으로 시원한 에너지가 들어가는 것이 느껴질 것이다. 그 다음 자석을 단중에서 2~3cm 정도 간격을 두어 작은 원을 그리며 빙글빙글 돌린다. 그러면 단중 부위가 카메라 조리개처럼 열리는 느낌이 들면서 그 느낌이 몸통 전체로 확산될 것이다.

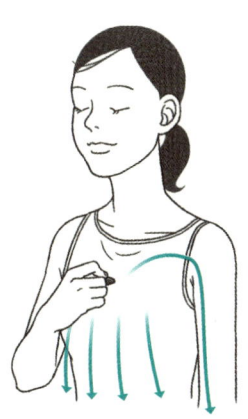

이 동작을 2~3분 정도 반복한다. 가슴 부위가 활성화된 느낌이 들면 가슴 정중앙에서 몸통 바깥쪽으로 소용돌이 모양을 그리며 가슴과 몸통 전체의 에너지장을 강화해준다. 어느새 가슴이 시원해지고 막힌 것이 뚫리는 느낌, 때로는 막힌 것이 아래로 쑤욱 내려가는 느낌을 체험하게 될 것이다.

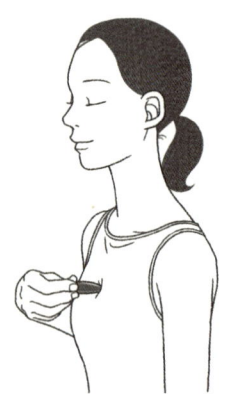 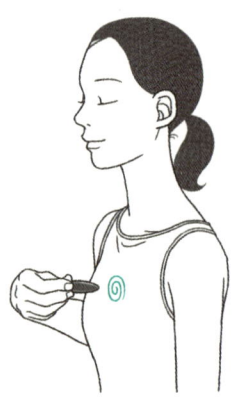

가슴에서 스트레스 내보내기

사랑자석을 쥔 손을 천천히 무릎 위에 내려놓는다. 누워서 할 경우에는 손을 바닥에 내려놓는다. 손은 자연스럽게 펴서 손바닥이 하늘로 향하게 하고 자석이 손바닥 중앙에 놓이도록 한다. 숨을 조절하려 애쓰지 말고 편안하게 들이마시고 내쉰다.

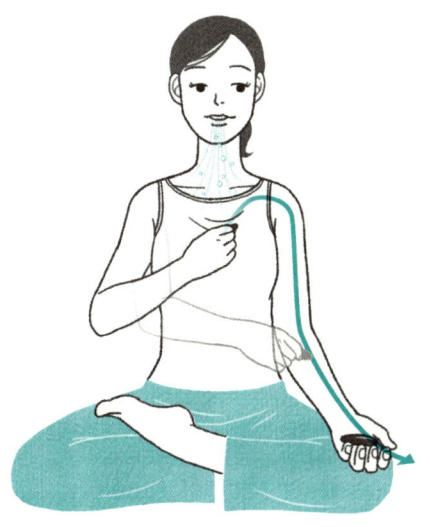

숨을 들이마실 때 가슴 정중앙의 단중혈을 의식하고, 내쉴 때 가슴 - 어깨 - 팔꿈치 - 손목 - 손가락 끝을 순서대로 의식하면서 손끝으로 가슴의 답답한 에너지가 빠져나가는 상상을 한다. 이때 입을 살짝 벌리고 숨을 길게 내쉰다. 가슴에서 손끝까지 에너지가 빠져나가는 것을 상상하기 어려우면 눈을 뜬 상태에서 한 손으로 자석을 잡고 몸에서 약간의 간격을 둔 채 같은 방향을 따라 움직여본다. 몇 번 반복해본 뒤에는 눈을 감고 다시 상상으로 에너지를 내보내는 연습을 한다. 이 호흡을 5분 이상 계속한다. 이 단순한 호흡으로 가슴에 쌓여 있던 울화나 답답함이 스르륵 녹아내리는 것을 경험할 것이다.

으라차차 활력충전 명상

오후만 되면 자주 피로하고 나른해질 때, 왠지 생기가 없고 무기력하게 느껴질 때는 몸과 마음에 활력을 주는 자기명상을 해보자. 활력을 충전하기 위해서는 1번 차크라와 2번 차크라를 함께 활성화하는 것이 좋다.

1번 차크라는 생식기와 항문 중간에 위치하며, 역동하는 순수한 생명 에너지가 모여 있는 곳이다. 1번 차크라가 건강한 사람은 삶에 대한 강한 의지와 힘, 활력이 넘친다. 그러나 이곳이 막혀 있으면 활력과 생기가 없으며 사람들 속에서도 눈에 잘 띄지 않는다.

2번 차크라는 아랫배에서 5cm 정도 내려간 하단전에 위치하며, 우리 몸에서 에너지가 가장 많이 모여 있는 에너지 센터이다. 이 부분이 활성화된 사람은 왕성한 활력을 뿜어내지만,

그렇지 못하면 쉽게 피로를 느끼며 삶의 의욕 또한 부족하다.

육체적 활력의 근원이 되는 1번 차크라와 2번 차크라는 서로 매우 밀접하게 연관되어 있으며, 어느 한쪽을 활성화하면 다른 쪽도 따라서 활성화된다.

자석 쥐고 아랫배 두드리기

사랑자석을 두 손에 가볍게 쥐고 번갈아가며 아랫배를 두드린다. 특히 배꼽에서 5cm 정도 내려간 부위, 하단전을 집중적으로 두드린다. 자석의 무게감이 있어서 맨손으로 할 때보다 더 묵직한 힘이 들어간다. 5분 이상 두드려준다. 아랫배에 기분 좋은 열감이 느껴질 것이다.

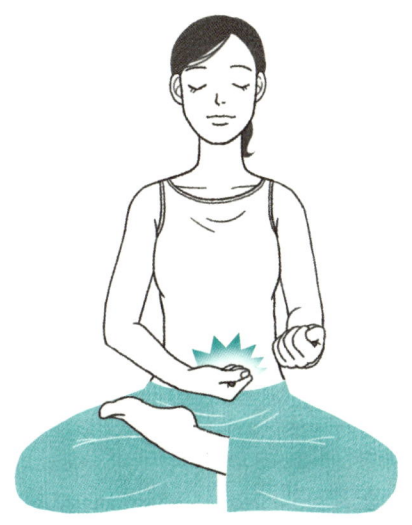

1번 차크라 활성화하기

사랑자석을 가로로 뉘운 상태에서 손가락으로 잡고 자석의 뾰족한 부분이 서로 마주보게 하여 1번 차크라 앞에서 작은 원을 그리며 돌린다. 이때 자석에서 발생하는 자기장이 1번 차크라의 에너지장을 활성화시킨다고 상상한다. 2~3분간 이 동작을 반복한다. 생식기와 골반 주위에서 열감이나 자력감, 가벼운 진동 등이 느껴질 것이다.

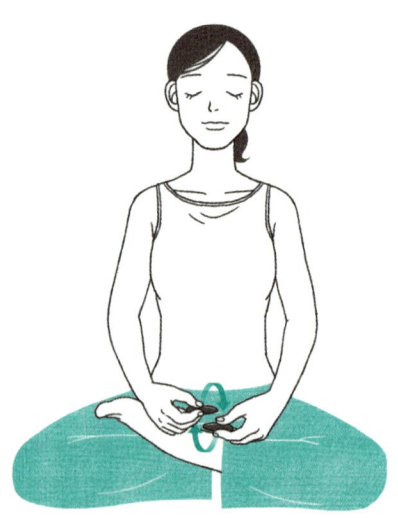

2번 차크라 활성화하기

배꼽에서 5cm 아래의 하단전 부위를 1번 차크라와 똑같은 방법으로 활성화한다. 사랑자석에서 발생하는 자기장이 아랫배의 에너지장을 강화시켜 준다고 상상한다. 아랫배 및 허리 부위에서 열감, 자력감, 진동하는 느낌이 일어날 것이다. 2번 차크라를 강화하는 또다른 방법으로는 자석을 하단전에 직접 대고 있거나, 하단전에서 약간의 거리를 두고 작은 원을 그리는 것이다. 자신에게 가장 적절한 방법을 사용하거나 세 가지 방법 모두를 같이 한다.

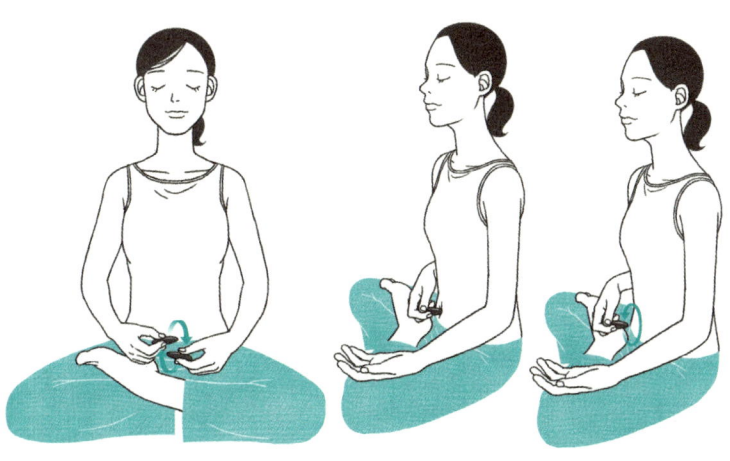

항문 조이기

하단전이 어느 정도 활성화되었다는 느낌이 들면 손가락으로 사랑자석의 뾰족한 부분이 아랫배를 향하게 잡은 후 하단전 중앙에서 바깥쪽으로 소용돌이 모양을 그리며 자기장이 아랫배와 골반 부위를 감싸도록 한다. 그 다음 자석의 뾰족한 부분을 하단전에 대고 항문 조이기를 한다.

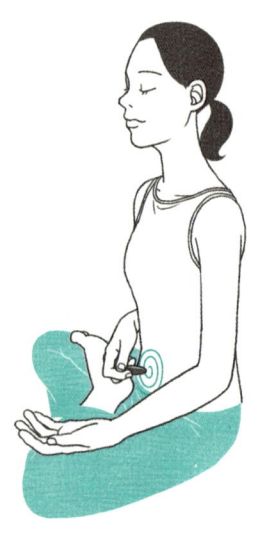

호흡은 평상시와 같이 자연스럽게 한다. 항문을 조일 때는 마치 방귀나 대변을 참을 때처럼 항문의 근육을 꽉 닫는다는 느낌으로 조이면 된다. 마음속으로 하나에서 다섯까지 센 후 항문에서 힘을 빼면 항문이 자연스럽게 풀린다. 아랫배나 허벅지에 억지로 힘을 주지 말고 항문에만 힘이 들어간다는 느낌으로 하는 것이 요령이다. 처음 할 때는 한 번에 30회부터 시작해 익숙해지면 100회까지 늘린다.

항문 조이기를 꾸준히 하면 머리가 맑아지고 배가 따뜻해진다. 자연스럽게 장운동이 되기 때문에 소화도 잘 된다. 집중력과 인내심이 길러지며 뒷심도 좋아진다. 특히 정력 강화와 활력 충전에 큰 효과가 있다.

파트너와 함께 하는 힐링타임

친구나 가족과 함께 사랑자석을 이용해 지친 심신을 달래고 서로에게 힘이 되는, 기분좋은 힐링타임을 가져보자. 힐링을 받는 사람은 바닥에 앉거나 누워도 되고 의자에 앉아도 된다. 바닥에 누울 때 가장 편안하게 힐링을 하고 받을 수 있다. 바닥에 누울 때는 담요나 요가 매트 등을 깔아서 너무 딱딱하거나 차가운 느낌은 피한다.

사랑자석을 활용한 힐링타임 요령은 앞에서 혼자 했던 자기명상의 여러 방법을 다른 사람에게 적용해보는 것이다. 중요한 것은 서로를 배려하고 아끼는 마음, 균형과 조화를 가져다주는 우주의 생명력에 대한 믿음과 신뢰를 잃지 않는 것이다. 힐링을 하는 사람은 정성과 사랑으로 에너지를 주고, 힐링을 받는 사람은 감사의 마음으로 에너지를 받는다. 서로 역할을 바꿔서도 해본다. 힐링이 끝난 다음에는 서로 느낀 점을 이야기하면서 소통과 공감의 시간을 가져보는 것도 좋다.

에너지장 힐링하기

먼저, 힐링을 하는 사람은 사랑자석의 뾰족한 부분이 힐링을 받는 사람의 몸을 향하도록 잡는다. 상대방의 몸에서 5cm 정도 거리를 두고, 머리 끝에서 얼굴과 가슴을 지나 아랫배까지, 가슴에서 어깨와 팔꿈치와 손목을 지나 손끝까지, 골반에서 무릎과 발목을 지나 발가락 끝까지 에너지를 부드럽게 쓸어내린다. 이때 상대방의 에너지장에 쌓여 있던 탁한 에너지가 몸 밖으로 빠져 나간다고 상상한다.

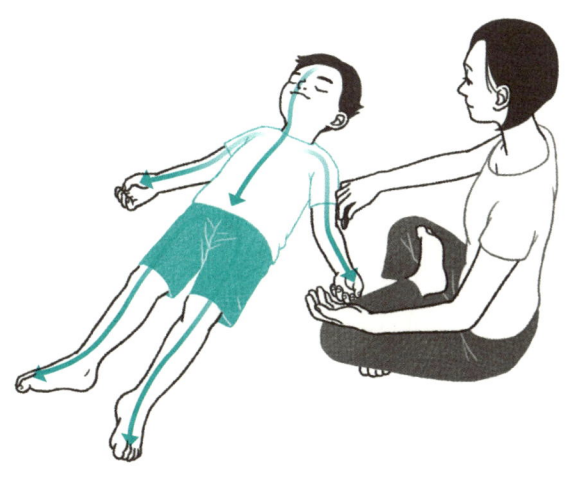

이번에는 상대방의 가슴 5cm 정도 위에서 자석으로 중심부에서 바깥쪽으로 천천히 소용돌이를 그려나가며 에너지장을 강화해준다. 그 다음에는 같은 방법으로 아랫배, 이어서 인당 중심부에서 바깥쪽으로 소용돌이 모양을 그리며 에너지장을 확대시켜 나간다. 힐링을 할 때는 먼저 가슴을 열어서 마음을 편안하게 한 후 아랫배와 머리쪽으로 옮겨가는 것이 효과적이다.

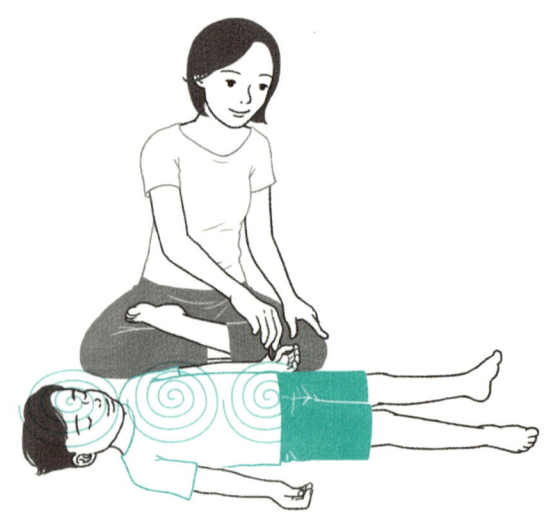

이제 머리끝에서 발끝까지 마치 에너지의 코일을 감듯이 상대방의 온몸을 자기장으로 감싼다. 같은 방법으로 두 팔과 두 다리에도 에너지장을 만들어준다. 자신의 몸 안을 흐르는 생명의 에너지가 자석을 통해 상대방에게 전달되고, 그 힘을 이용해 힐링의 에너지장을 씌워주는 것이다. 마치 에너지의 붕대를 감듯, 머리에서 발끝까지 몸 전체를 천천히 정성스럽게 감싸준다. 이때 자신의 에너지장과 상대방의 에너지장이 하나로 연결되는 것을 느끼게 된다.

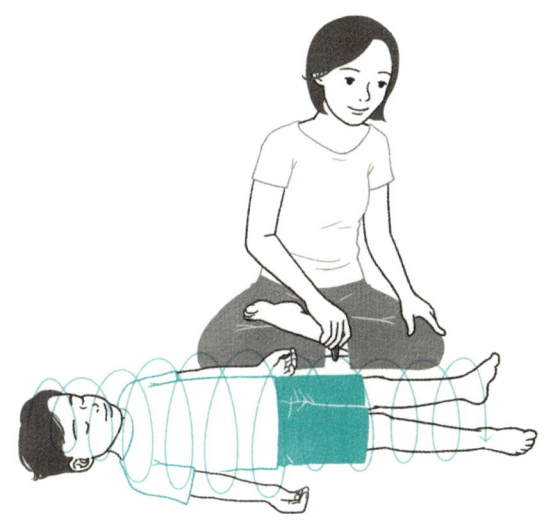

이제 마음을 비우고 손이 움직여지는 대로 따라간다. 에너지의 느낌에 온전히 의식을 집중하고 맡길 때 손이 저절로 알아서 상대방의 필요한 부분에 에너지를 주게 될 것이다. 이러한 감각은 수련을 오래 한 사람에게만 있는 것이 아니다. 누구나 에너지의 감각을 믿고 몸을 맡기면 자연스레 우리 모두에 내재한 생명의 감각을 회복하고 사용할 수 있다.

에너지 충전시키기

사랑자석을 한 손에 쥐고 상대방의 아랫배 하단전에 직접 댄다. 그 상태에서 1분 정도 머문 다음, 약간의 거리를 두어 2~3분 가량 작은 원을 그리며 돌린다. 힐링을 받는 사람과 하는 사람 모두 강력한 에너지를 느끼게 된다. 가슴과 인당도 같은 방법으로 힐링해준다. 본인의 느낌을 따라, 혹은 상대방에게 물어서 아랫배, 가슴, 인당 중 힐링이 더 필요한 곳은 5분 정도 더 시간을 들여준다.

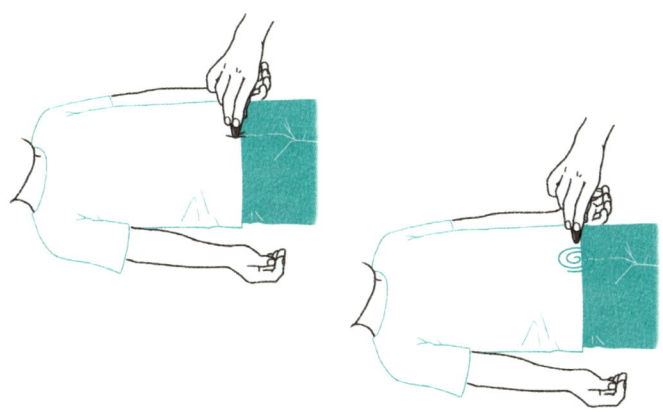

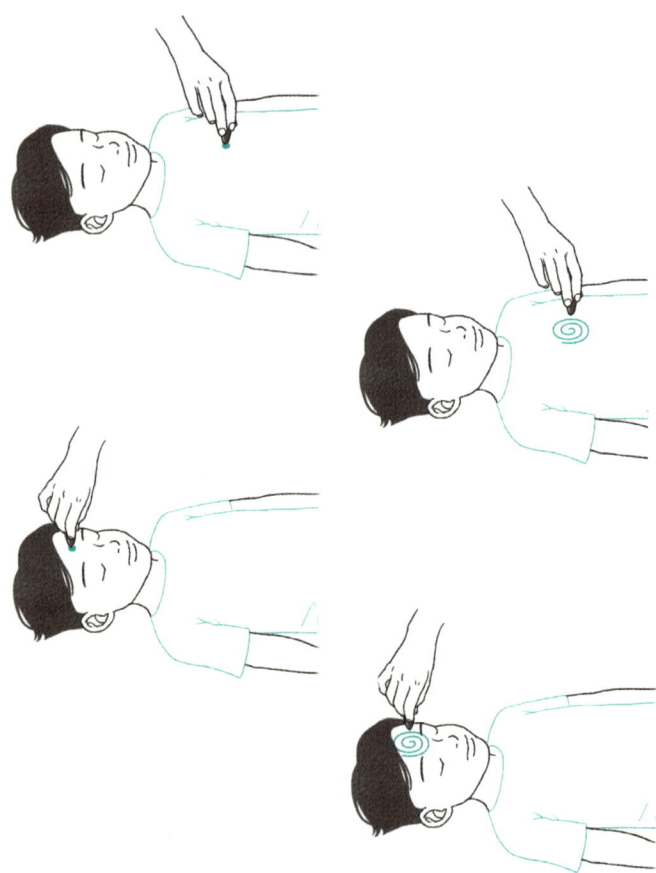

등 힐링하기

힐링을 받는 사람은 바닥에 엎드려 눕는다. 힐링을 하는 사람은 손가락으로 사랑자석을 잡고 자석의 뾰족한 쪽으로 어깨, 등, 허리를 골고루 가볍게 톡톡 두드려준다. 이때 자석 한 개를 사용해도 되고, 양손에 하나씩 두 개로 해도 좋다. 이어 자석 하나를 이용해 끝부분이나 몸통으로 지그시 눌러주고, 원을 그리며 문질러서 등을 골고루 마사지해준다. 이번에는 등에서 자석을 5cm 정도 떼어 목에서 시작해서 허리까지 작은 나선형의 원을 그리며 척추선을 따라 내려온다. 이 동작을 세 번 정도 반복해준다.

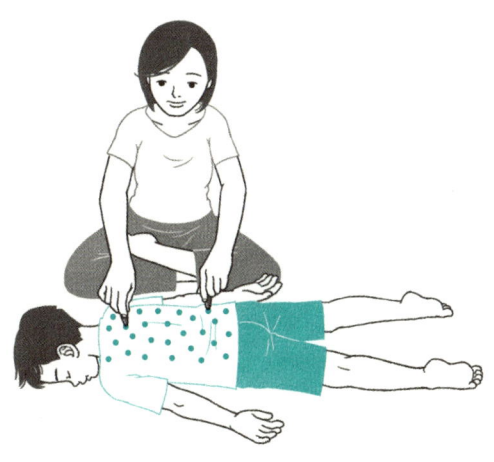

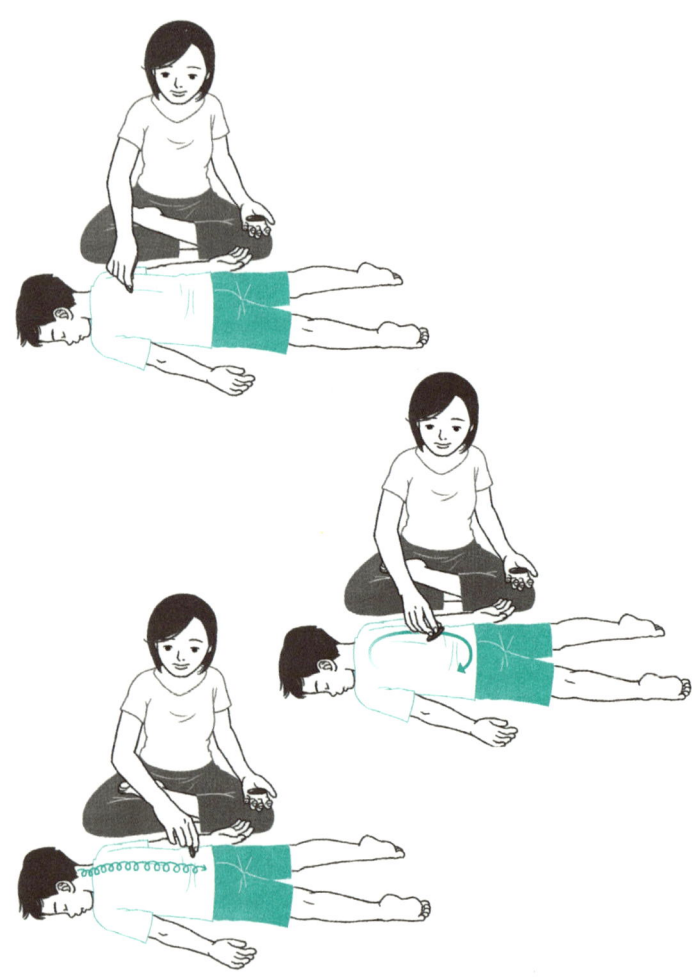

가슴 반대편에 위치한 척추의 중간 지점에 자석의 뾰족한 부분을 1~3분 정도 대어 에너지를 충전시켜준다. 같은 방법으로 허리와 꼬리뼈도 에너지를 충전시켜준다. 손을 대지 않고 이 부위에 자석을 그냥 올려두어도 좋다.

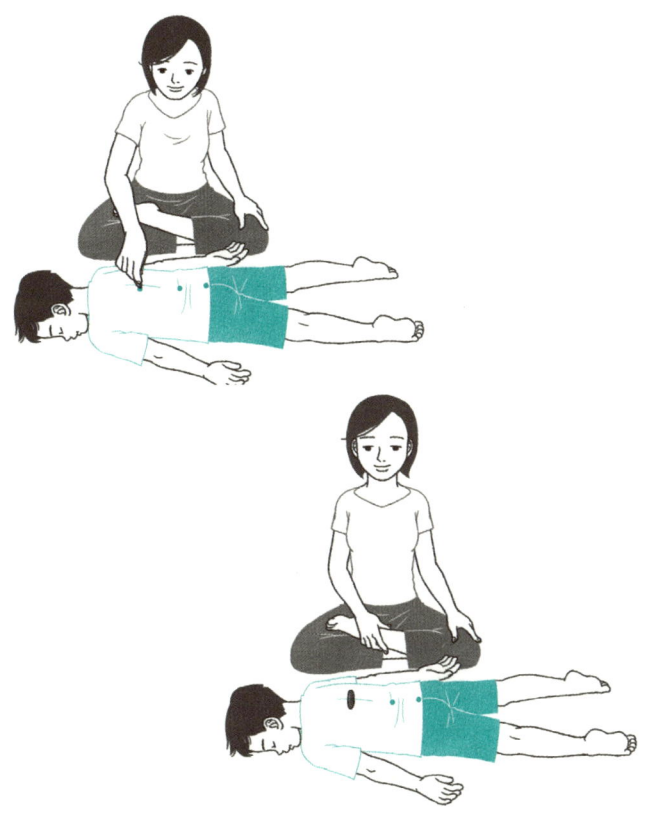

자석을 활용한 생활 속 5분 힐링

동양의학의 에너지 원리에 바탕을 둔 여러 생활 건강법 중에서 누구나 쉽게 활용할 수 있는 것이 지압이다. 지압은 혈자리에 침을 놓는 대신 손으로 지그시 눌러줌으로써 혈액과 에너지의 순환을 활발하게 하는 방법이다.

사랑자석의 끝은 둥글고 뾰족하기 때문에 지압 효과가 좋다. 우리 몸의 경락과 혈자리, 각 혈자리와 연결된 장기에 대한 지식이 충분하다면 자석을 무궁무진하게 활용할 수 있겠으나, 가장 기본적인 몇 가지 혈자리만 알아두어도 큰 도움이 된다.

혈자리를 전혀 몰라도 상관없다. 몸의 특정 부위에 통증이나 불편함이 느껴지면 누구나 본능적으로 그 부위를 손으로 감싸거나 어루만지게 된다. 뻐근하거나 찌뿌드드한 곳이 있다면 그곳을 자석 끝으로 가볍게 톡톡 두드리거나 지그시 눌러주거나 부드럽게 문질러보라. 5분 정도만 정성껏 해주어도 효과가 좋다.

다음은 누구나 흔히 겪는 가벼운 증상을 완화하는 데 도움이 되는 기본 혈자리들이다. 가족이나 친구들과 같이 하면 서로의 건강에 대해서 더 관심을 갖게 되고, 자연스럽게 이런저런 대화를 함께 나눌 수 있어서 좋다.

머리가 지끈지끈 아플 때

머리 전체를 자석 끝으로 가볍게 톡톡 두드린 후에 머리 끝 정수리에 있는 백회혈, 양쪽 관자놀이의 태양혈, 뒷머리 아래쪽에 머리카락이 나는 경계면 중 움푹 들어간 좌우 지점에 있는 풍지혈을 자석으로 지그시 누르거나 마사지해준다.

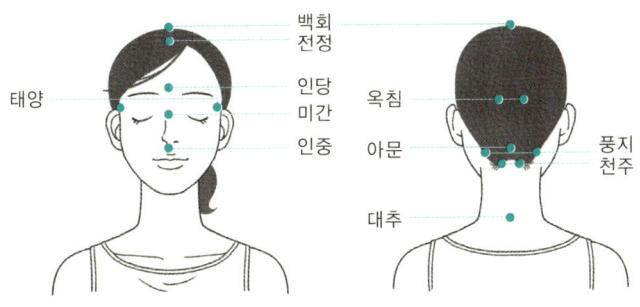

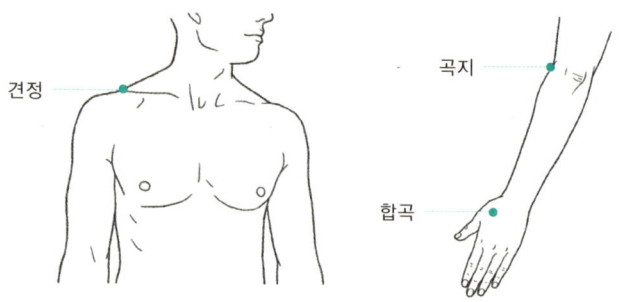

눈이 피로할 때

양 눈썹 사이 바로 위의 오목한 곳에 있는 인당혈, 양쪽 관자놀이에 태양혈, 눈썹이 시작되는 곳 바로 아래를 자극해준다.

감기 기운이 있을 때

풍지혈과 고개를 숙였을 때 목뼈가 툭 불거져 나온 곳에 있는 대추혈을 자극해준다.

뒷목이 뻐근할 때

목 뒤 머리카락과 피부가 만나는 경계를 따라 자석 끝으로 지그시 누르며 마사지한다. 특히 풍지혈과 팔을 구부렸을 때 위팔과 아래팔 2개의 뼈가 만나는 지점의 움푹 패인 곳에 있는

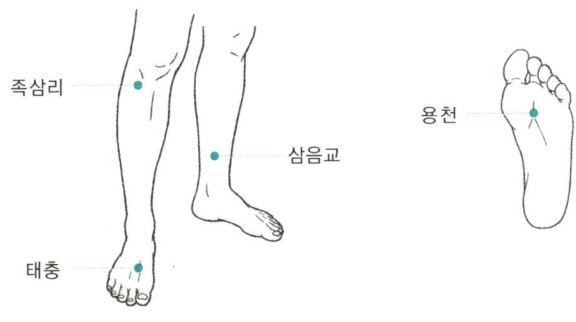

곡지혈을 자극해준다.

어깨가 아플 때

유두(젖꼭지)에서 올라온 선이 어깨선과 수직으로 만나는 지점에 있는 견정혈과 어깨 윗부분을 자극해준다. 풍지혈과 곡지혈도 함께 자극해주면 좋다.

속이 더부룩할 때

엄지와 검지 사이, 엄지를 검지쪽에 붙혔을 때 가장 볼록하게 나온 부분에 위치한 합곡혈, 엄지발가락과 검지발가락 사이에서 발등 쪽으로 2cm 정도 올라간 지점에 있는 태충혈을 자극해준다.

잠이 잘 안 올 때

정수리의 백회혈, 양쪽 관자놀이의 태양혈, 발목 안쪽 복사뼈에서 손가락 세 마디 정도 올라간 지점에 있는 삼음교혈을 자극해준다. 손바닥 중앙을 꾹꾹 눌러주는 것도 도움이 된다.

피로하고 나른할 때

발바닥 전체를 자석 끝과 몸통으로 지그시 누르고 문질러준다. 발가락을 제외한 발바닥을 3등분 했을 때 위에서 3분의 1 지점, 발바닥을 구부렸을 때 오목하게 들어가는 부위에 있는 용천혈을 자극해준다.

오래 서 있거나 많이 걸어서 다리가 아플 때

종아리 바깥쪽으로 무릎 아래에서 대략 손가락 세 마디쯤 내려간 곳에 있는 족삼리혈을 자극해준다. 발바닥 전체를 자석으로 꾹꾹 누르고, 지그시 누르거나 문질러서 마사지해준다.

허리가 아프거나 등이 굳었을 때

자석의 뾰족한 부분으로 해당 부위를 가볍게 톡톡 두드리고, 끝부분이나 몸통으로 부드럽게 문질러준다. 또는 바닥에 등을 대고 누운 상태에서 가슴, 아랫배 혹은 양 손바닥에 자석을 올려놓고 5분 정도 편하게 쉰다. 자석을 너무 여러 개 올려놓으면 어지러울 수도 있으니 한번에 몸에 두 개 이상의 자석을 올려놓지 않는 것이 좋다. 끝난 후에는 천천히 일어나서 손과 발을 가볍게 털어준다.

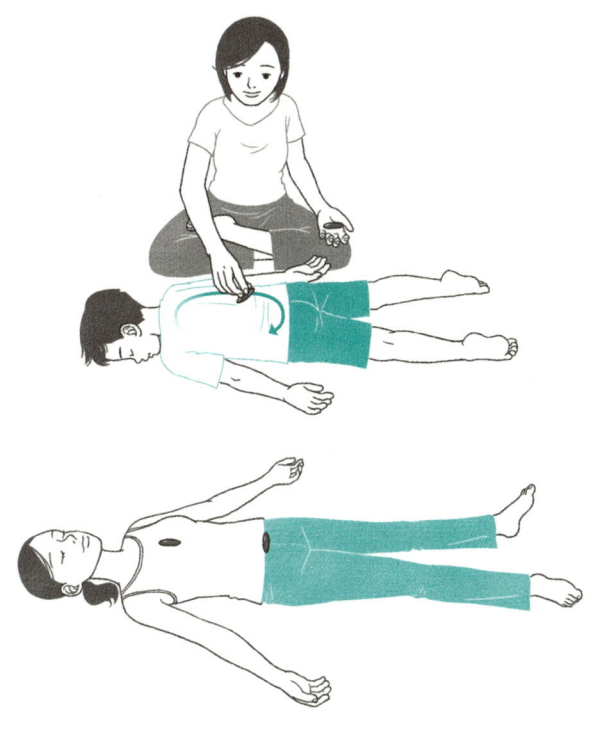

뇌감각을 깨워주는 자석 손놀이

독일의 철학자 칸트는 "손은 밖으로 나와 있는 뇌"라고 말했다. 과학자들은 인간의 정교한 손놀림이 인류의 진화 및 두뇌 발달에 결정적인 역할을 했다고 믿고 있다. 뇌에 있는 운동 및 감각중추의 30%가 손을 움직이는 데 쓰인다고 한다. 전체 206개인 사람의 뼈 중 4분의 1 가량이 손에 있다는 것은 우리가 얼마나 손동작의 민첩함과 유연함에 의존하고 있는지를 말해준다. 우리는 손으로 복잡한 도구를 만들고, 아름다운 예술품을 창조하고, 손가락 끝에 밀집된 신경 덕분에 섬세한 촉감을 느낄 수 있다. 갑자기 정전이 되어 깜깜해졌을 때 가장 중요한 감각기관인 눈이 제구실을 못 하면, 누구나 본능적으로 어둠 속에서 손으로 더듬는다.

부지런한 손이 창조적인 뇌를 만든다. 손은 자주, 많이 움직일수록 좋다. 손을 활발하게 움직일수록 뇌 기능도 따라서 발달한다. 옛 어르신들은 호두 두 알을 손 안에 넣고 달그락 달그락 굴리곤 했는데 손운동도 되고 덤으로 손바닥의 혈자리까지 자극해 치매도 예방할 수 있는 지혜로운 생활 건강법이다.

사랑자석으로도 손의 운동감각을 개발하고 손의 혈자리를 자극하는 다양한 손놀이를 할 수 있다. 또한 아주 어렸을 때 했던 놀이를 아이들과 함께 하며 동심을 만끽하고 추억을 떠올려봐도 좋을 것이다.

손바닥 혈자리 자극하기

사랑자석을 한 개에서 세 개까지 손 안에 쥐고 마치 밀가루 반죽을 주무르듯이 가볍게 힘을 주어 쥐었다 놓는다. 엄지손가락으로 자석 뭉치를 계속 굴려가며 위의 동작을 반복한다. 손바닥의 혈자리가 골고루 자극되는 효과가 있다.

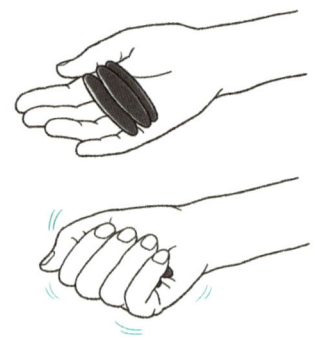

자석 이동시키기

한 손에 사랑자석을 두 개 또는 세 개를 쥐고 손가락을 이용해 자석을 한 개씩 다른 자석 위나 아래로 이동시킨다. 또 다른 방법은 손가락을 이용해 자석을 한 개씩 180도 회전시키는 것이다. 보통 자석이 부딪히면서 딱딱 소리를 내는데 되도록이면 소리가 나지 않도록 움직여보라. 더 집중하게 되고 손의 움직임도 훨씬 섬세해진다.

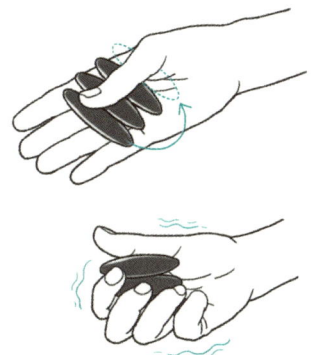
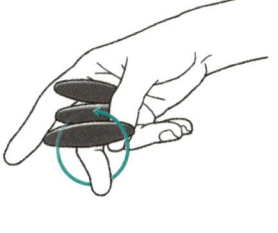

자석으로 무한대 그리기

이 동작은 손놀이라고 하기는 어렵지만 손운동과 눈운동, 좌뇌와 우뇌를 동시에 활성화시키는 운동이니 일석삼조의 효과가 있다. 오른손 엄지 검지 중지로 사랑자석을 잡고, 팔을 앞으로 쭉 뻗는다. 시선은 자석에 고정시키고 손으로 천천히 무한대 모양을 5분간 그린다. 무한대의 방향을 반대로도 그려본다. 이때 눈동자는 자석을 따라 움직인다. 손을 바꿔서도 해본다.

자기명상 체험기

자석이 이토록 놀라운 명상 도구였다니!

김진희 | 43세, 초등학교 교사

교직 생활을 시작한 지 올해로 20년이 되었다. 한때 나는 자신감과 확신이 부족해 교사로서 부침이 많았다. 그러다가 단학수련과 명상을 시작하게 되었고, 내 삶은 일시에 바뀌었다. 명상을 통해 내 안에 무한한 가능성과 밝은 본성本性이 있다는 것을 알게 되었고 나와 아이들 그리고 우리 교육 모두를 살리는 '홍익교사'가 되기로 마음먹었다. 이러한 나의 변화는 곧 아이들과의 관계로 이어졌다. 나에 대한 확신이 아이들에 대한 확신으로 이어진 것이다.

이를 위해 학교에서 아이들과 함께 시작한 것이 바로 뇌체조와 명상이다. 내가 아이들에게 가진 확신이 나만의 것으로 끝나지 않고 아이들 스스로 가질 수 있게 해주기 위해서다. 나 개인은 물론 아이들을 위해 명상을 하다 보니 다양한 명상법에도 관심이 많다.

그러던 중 한국뇌과학연구원을 통해 자기명상을 처음 접하게 되었다. 연구원에서는 자석을 활용해 초등학생들의 집중력과 두뇌를 계발할 수 있는 다양한 프로그램을 계발하고 있었는데, 실제로 체험해보니 초등학생용 프로그램은 자석과 친숙해지기 위한 다양한 놀이와 에너지 체험이 많았다. 그래서인지 나로서는 명상법으로 큰 느낌을 받지는 못했다. 에너지를 잘 못 느끼는 사람이나 명상 초보자에게 좋은 도구라고 생각되는 정도였다.

그런데 자석을 나를 위한 명상 도구로 사용해보고 완전히 생각이 달라졌다. 느낌이 아주 강력했다. 에너지를 채우는 것뿐 아니라 내 몸과 마음의 에너지 상태를 정화하는 데 정말 큰 효과를 보았다. 자기명상은 단 3일 만에 내게 큰 변화를 불러왔다. 아래는 그 느낌을 간단히 정리한 글이다.

1일 차

평소에도 즐기는 절명상을 33배 정도 하고 간단히 몸을 움직이며 뇌체조를 했다. 그리고 자리에 편안히 앉은 채 양 손바닥 정중앙, 장심掌心에 자석을 올려놓고 잠시 호흡을 했다. 장심이 강하게 뜨거워지면서 손바닥 전체에서 따뜻한 열감, 에너지가 느껴졌다. 곧이어 몸 전체에 에너지가 채워지는 듯한 느낌이 들었다. '잠시' 앉아 호흡했을 뿐인데 사랑자석을 쥐었다는 작은 차이만으로도 온종일 몸이 가뿐했다.

2일 차

피곤하고 몸살 기운도 조금 있어서 에너지를 보충해야겠다는 생각에 여지없이 사랑자석을 집어 들었다. 5분 정도 아랫배 단전을 주먹으로 두드리며 뇌파진동 명상을 했다. 물론 두 주먹에는 사랑자석을 쥔 채였다. 이어 주먹을 편 뒤 손바닥에 사랑자석을 두고 엄지로 고정한 뒤 가슴 높이로 양 손바닥을 올려 마주보게 했다. 그러고는 양손 사이를 벌렸다 모으기를 반복하면서 느껴지는 자석의 에너지에 집중했다. 이때 나는 가슴의 에너지가 채워지고 답답한 가슴이 열리는 것을 상상했다. 마치 가슴에 문이 있고 그 문이 자석의 에너지에 의해 자동으로 열고 닫히듯이 수련했다. 얼마쯤 집중했을까? 아랫배 단전과 가슴이 연결되는 듯하더니 긴장하고 있던 내 뇌에서 '웡~' 하는 소리가 나며 시원해지기 시작했다. 특히 몸이 안 좋을 때마다 막혔던 왼쪽 코 안쪽과 묵직하던 목 뒤가 이완되면서 '투둑투둑' 소리가 들렸다.

이렇게 자기명상을 하고 난 뒤 종일 아랫배 단전에 에너지가 가득해 집중도 잘 되고 기분도 상쾌했다. 특히 가슴 부위에서 은근한 뻐근함이 느껴졌다. 그동안 나도 모르게 가슴 속에 답답함과 피곤함을 쌓아왔구나 하는 생각도 들었다.

3일 차

자기명상의 효과에 확신이 생기자 더 마음을 내서 집중해보았다. 천천히 절명상 3배를 하고 몸의 중심을 잡고 바르게 앉았다. 양 손바닥에 자석을 하나씩 올려놓고 머리끝 정수리, 백회(百會)에 집중했다. 백회가 열려 에너지가 온몸을 순환하는 상상을 했고, 손바닥에 놓인 사랑자석이 그 에너지를 증폭시켜 준다고 이미지화했다. 손바닥에서 자력이 점점 강하게 느껴지면서 호흡을 할 때마다 장심을 통해 에너지가 드나드는 것이 마치 손바닥이 숨을 쉬는 듯했다. 온몸이 자석이 된 듯, 몸 전체가 하나의 에너지로 연결되는 듯했고 백회가 시원하고 또 가벼워졌다.

수련을 마치고 나니 몸이 가뿐하고 배터리가 충전되듯 에너지가 가득 채워진 듯했다. 그날 하루 힘든 일이 많았지만 자기명상 덕분에 수월하게 해낼 수 있었다.

내가 체험한 자기명상의 가장 큰 장점은 그 어떤 명상법보다 에너지를 강력하게 느낄 수 있다는 것, 그래서 집중하기 쉽다는 것이다. 그리고 하나 더, 반 아이들 전체와 함께 자기명상을 했더니 교실 한가득 강한 자기장이 만들어지는 듯했다. 사랑자석으로 몸의 각 부분이 하나의 자기장으로 강력하게 연결되는 것과 같은 느낌이었다. 앞으로도 자기명상으로 사랑의 에너지가 넘치는 교실을 만들리라 다짐해본다.

자기명상 체험기
'내 몸과 논다'는 것

방은기 | 40세, 회사원

나는 IT기기 얼리어답터다. 홍보 관련 업무가 직업인 탓이라고 하면 변명이 되려나. 스마트폰, 태블릿 PC 등 IT기기에 관심이 많다보니 신제품이 나오면 눈여겨보곤 한다. 대부분의 업무를 PC로 하는 것은 물론이고, 출퇴근 시간이나 일과 중 잠깐의 틈만 있어도 스마트폰 앱을 활용하거나 태블릿 PC로 전자책을 본다. 하루 중 가장 많은 시간을 나와 함께하는 것이 바로 IT기기들이다.

IT기기들을 업무에 적극 활용하면서 짧은 시간 안에 손쉽게 많은 일을 해낼 수 있게 되었다. 하지만 그에 따른 부작용도 만만치 않았다. 많은 시간을 화면에 집중하다 보니 눈이 자주 뻑뻑해지고 쉽게 충혈되었다. 뿐만 아니라 장시간 PC를 사용한 탓에 일자목 증세가 생겨 목과 어깨 통증도 만성이 되었다. 마우스에 스마트폰까지 달고 사니 손목도 저리거나 뻐근할 때가 많았다. 이렇게 몸에서 이상 신호가 올 때마다 주물러도 보고, 두드려도 보고, 명상도 해보았지만 집중도 잘 안 되고 잠깐 사라졌던 통증도 이내 다시 느껴졌다.

그러던 중 우연한 기회에 자석을 활용한 명상법이라는 자기명상을 추천받았다. 자석이라고 하면 학창시절 과학 시간에 N극과 S극을 배우는 도구 혹은 냉장고에 메모를 붙이는 도구 정도로 생각했는데, 그 자석으로 명상을 한다니 다소 의아했다. 그런데 웬걸! 자기명상을 체험해보니 '왜 진작 몰랐을까' 하는 후회가 들 정도였다.

자기명상의 가장 큰 장점을 나름대로 설명해보자면, 명상의 깊이와 강도, 속도에 있다고 하겠다. 이 효과는 명상을 처음 접하는 초심자에게도, 어느 정도 명상에 익숙한 사람들에게도 모두 도움이 된다. 자석이 없이도 명상은 할 수 있지만 자석을 활용하면 자석 자체의 자력, 그 본연의 에너지를 느끼면서 쉽고 빠르게 집중할 수 있다. 명상 초보자들이 가장 힘들어 하는 것이 바로 잡생각을 비워내고 집중하는 것인데, 자기명상은 자석 자체의 에너지가 있어 쉽게 의식을 모을 수 있다. 그러니 초심자들에게는 더없이 좋은 방법이다.

뿐인가. 명상을 오랫동안 해온 사람들은 더 깊은 명상 상태로 이끌어준다. 꽤 오랫동안 명상을 해왔다고 자부하는 나로서도 자석 없이는 드물게 경험한, 깊고 심화된 의식 상태와 에너지 상태를 자기명상으로 쉽게 체험할 수 있었다.

자기명상을 하면서 생긴 내 생활의 가장 큰 변화는 IT 기기뿐이던 생활 속 친구가 하나 더 늘었다는 것이다. 바로 사랑자석이다. 어딜 가든 양손에 사랑자석을 쥐고 다닌다. 양손으로는 사랑자석으로 에너지를 느끼고, 양발로는 땅을 디디면서 에너지를 느낀다. 에너지 순환이 잘 되다보니 온몸에서 기분 좋은 열감이 느껴진다. 잠깐만 걸어도 땀이 날 정도다. 최근에는 사랑자석을 들고 103배 절수련 명상도 하고 있다. 사랑자석이 만드는 강력한 자기장과 내 몸의 에너지장이 만나면서 힘 들이지 않고 수월하게 103배를 해낸다.

요즘 사람들은 자기 자신과 노는 법을 잘 모른다. 명상에 관심이 많은 나 역시도 IT기기와 노는 것이 더 재미있었다. 명상은 자기 자신과 잘 노는 법을 터득하는 것이라고들 한다. 사실 그동안은 명상을 해오면서도 이 말을 온전히 체험하지는 못했던 것 같다. 그런데 사랑자석으로 자기명상을 한 뒤로는 내 몸과 논다는 것이 얼마나 재미있고 흥미진진한 일인지 온전히 경험하고 있다. 내가 그랬듯이, 더 많은 사람들이 자기명상을 통해 자기 자신과 노는, 명상의 참다운 재미를 알아가기를 바란다.

자기명상 체험기
인생 2막을 열어준 자기명상

김일식 | 60세, 회사원

올해로 내 나이 육십. 흔히 '예순'이라 하면 인생의 황혼기로 신체의 노화와 함께 열정도 사그라들고 삶의 방향을 바꾸기에는 늦은 나이로 여긴다. 그러나 나는 명상으로 나 자신의 새로운 가치를 발견하고 자신감을 회복해 이전과는 180도 다른 새로운 인생 이모작을 준비하고 있다.

내 인생 첫 농사는 전기 기술자의 삶이었다. 대기업의 건설회사에 취직해 25년간 아프리카, 중동 등 해외 곳곳을 누비며 전기 기술자로 살았다. 세월이 흐른 지금, 내 인생 이모작은 바로 뇌교육 전문가의 삶이다. 이를 위해 뇌교육 전문교육 기관인 글로벌사이버대학을 3년 만에 조기 졸업한 뒤 올해 뇌교육종합대학원대학교 뇌교육학 석박사 통합과정에 입학했다. 최근에는 사회복지사

1급 자격증도 취득하는 등 꾸준히 나의 가치를 계발하고 있다.

내가 이렇게 열정을 되살릴 수 있는 이유는 한 가지이다. 내 인생의 주인이 되기 위해서다. 그동안 나는 남의 눈치나 보고 나에 대한 불평, 불확실한 미래에 대한 불안감으로 하루도 마음 편한 날이 없었다. 유일한 탈출구는 술과 담배였으며, 과중한 스트레스로 중환자실 신세를 진 적도 있었다. 그러던 어느 날 이런 나의 모습이 너무 초라해 보였다. 이런 모습으로 내 인생을 끝낼 수 없다는 결심에 시작한 것이 명상이다. 내 인생을 내 의도대로 살기 위해 선택한 것이었다.

그러던 중 최근 자기명상을 시작했다. 자기명상을 해본 첫 느낌은 에너지가 강하게 느껴진다는 것이었다. 사랑자석을 받아 양 손바닥에 올려놓자마자 따뜻한 느낌과 함께 강한 에너지가 바로 느껴졌다. 그 독특한 느낌에 이끌려 허리를 반듯하게 세우고 앉아 명상을 했다. 양 손바닥에 사랑자석을 올려놓고 손바닥을 무릎에서 조금씩 떼어 들어올리자 양손에 두꺼운 장갑을 낀 것 같은 묵직한 느낌이 있었다.

이어 양손에 사랑자석을 쥐고 아랫배 단전 앞에서 호흡과 함께 밀었다가 당기기를 반복하고 이 동작을 가슴과 머리 높이로도 올려서 해보니 하단전, 중단전 그리고 상단전에서 에너지가 느껴졌다. 특히 머리 높이에서 양손을 벌리고 오므리기를 반복하니 내 뇌가 사랑자석과 함께 움직이기도 했다. 마치 머리에서부터 발끝까지 온몸을 둘러싼 강력한 자기장 캡슐 속에 앉은 듯했다.

자기명상은 부정적인 감정을 관리하는 데도 도움이 되었다. 최근에 직장 동료와 업무적으로 마찰을 빚어 조절하기 힘들 만큼 화가 난 적이 있었다. 그때 양손에 사랑자석을 쥐고 아랫배 단전 앞에서 호흡에 따라 밀고 당기는 동작을 했더니 1분도 안 되어 머리로 올라온 열이 아랫배로 내려가 단전이 따뜻해지면서 마음의 평정을 되찾을 수 있었다. 평소 감정 조절에 어려움을 겪는 사람이라면 큰 도움이 될 것 같다.

내가 체험한 자기명상의 가장 큰 장점은 언제 어디서든 사랑자석만 있으면 깊은 명상을 체험할 수 있다는 것이다. 사랑자석이 가진 강력한 자력이 에너지를 증폭시키는 역할을 하니 감각이 살아나면서 쉽게 에너지를 느낄 수 있다. 감각이 살아나니 자연히 몸에 좋지 않은 담배, 술 등을 절제할 수 있게 되었다. 이젠 자석 없이도 에너지를 강하게 느낄 수 있게 되었고, 명상이 더 깊어졌다.

나는 명상을 통해 나의 참가치를 알게 되었고 인생의 주인으로서 건강, 행복, 평화를 창조할 수 있는 원동력을 얻게 되었다. 이제 나는 누구나 자신의 가치와 창조성을 회복하도록 돕는 뇌교육자로서의 삶을 새롭게 시작하고자 한다. 이를 위해 매일 새벽 산행으로 하루를 시작해 근무 중에도 틈틈이 팔굽혀펴기와 물구나무서서걷기를 하고 있다.

흔히들 말하듯이, 나이는 숫자에 불과하다. 인생 100세 시대에 육십이면 이제 겨우 반환점을 돈 직후일 뿐이다. 무엇을 시작하든 결코 늦은 나이가 아니다. 몸도 마음도 내가 주인이 되어 관리해 나가는 삶이란 얼마나 멋진가! 자기명상으로 자신의 몸과 마음의 에너지를 잘 다스리며 키워나가는 삶을 모두와 함께 하고 싶다.

자기명상! 이런 분들께 권합니다

"명상수련을 오래전부터 해왔지만 스트레스가 많아지거나 컨디션이 떨어지면 명상을 하더라도 집중하기 어려웠습니다. 그런데 사랑자석으로 명상을 하니 집중력이 확실히 높아지더군요. 자력이 강하니까 빨리 집중하게 되고 잡념이 쉽게 일어나지도 않고요. 바쁜 생활 속에서 잠깐이라도 나만의 명상시간을 갖고 싶은 분들께 추천합니다."

김용조 | 52세, 회사원

"손발은 차고 뱃심이 부족해서 평소에 자세도 좀 구부정한 편이에요. 특히 왼손은 힘이 약해서 아랫배 단전이라도 두드리려면 시계를 차서 무게를 더할 정도니까요. 뇌파진동 명상을 할 때도 힘을 더 쓰고 싶은데 에너지가 달린다는 느낌이 있었거든요. 그런데 자기명상을 하면서부터 정말 많이 달라졌어요. 수련의 효과는 물론 수련 강도가 20배는 더 증가한 것 같아요. 몸과 자석이 서로 반응해서인지 에너지도 강해지고요. 평소에 기력이 달리는 분, 몸이 허하신 분들께 권해요."

최현경 | 43세, 회사원

"사랑자석으로 하는 자기명상은 무딘 감각을 살려내는 데 이보다 더 좋은 방법이 없다고 생각될 만큼 탁월합니다. 자석을 계속 손에 쥐고 만졌더니 손의 감각이 섬세하게 살아나더라고요. 게다가 자력이 강해서 손은 물론 손목과 팔, 어깨까지 힘이 들어가요. 특히 노인들의 손놀이에 아주 좋을 것 같아요. 요양원에 계시는 어머니께 사랑자석을 선물해드리고 자기명상법도 알려드릴 참입니다."

조귀연 | 53세, 회사원

"자기명상을 하면 내 몸은 물론 내 마음 상태를 바로 알 수 있어요. 스캔하는 것처럼, 자석을 몸에 닿지 않게 들고 온몸을 훑어내리는 느낌으로 움직이다 보면 피로한 장기나 굳어 있는 근육이 어딘지 알게 돼요. 스트레스를 많이 받거나 속상한 일이 있을 때도 자기명상을 합니다. 가슴 앞에서 자석을 양손에 나눠 쥐고 들숨에 양손을 벌리고 날숨에 양손을 모으면서 호흡과 함께 자석을 움직이면 답답했던 가슴이 풀리고 아랫배까지 호흡이 내려가는 느낌이 들거든요."

이혜경 | 46세, 명상 트레이너

"몸에 순환이 잘 안 되는 분들께 꼭 권하고 싶어요. 사랑자석의 강력한 자력이 우리 몸에 흐르는 자성을 활발하게 해서 몸 전체의 순환이 원활해지거든요. 그러다 보니 특히 몸을 힐링하고 마사지하기에 참 좋은 도구예요. 저는 머리가 아플 때는 머리, 앉아 있을 때는 수시로 발바닥, 가슴이 답답할 때는 가슴을 사랑자석으로 꾹꾹 누르기도 하고 문지르기도 하면서 풀어냅니다."

곽해일 | 54세, 교사

"사람 몸에는 혈관 외에도 다양한 길이 있잖아요. 기혈氣血이 지나는 경락도 그런 길 중 하나고요. 스트레스로 탁한 에너지가 쌓이면 경락이 막힌다는데요, 자기명상을 하고 나서부터는 온몸의 경락이 열리는 것 같습니다. 기혈순환이 좋아지니까 온몸에 열감이 느껴지면서 점차 아랫배는 따뜻하고 머리는 시원해지니 몸이 개운하더군요. 스트레스로 긴장된 몸 풀어내기에는 자기명상만 한 게 없습니다.

전부현 | 48세, 강사

"제대하고 나서 공부를 안 하다가 갑자기 하려니 너무 힘들었어요. 자리에 가만히 앉아 있는 것부터 쉽지 않았는데 자기명상을 하고 조금씩 달라지고 있어요. 일단 책상에 앉자마자 집어들었던 스마트폰 대신 사랑자석을 손에 쥐는 습관부터 들이고 있죠. 그리고 자석을 손에 쥐고 자력을 느끼면서 숨을 고른 뒤에 공부를 시작해요. 마음도 차분해지고 머릿속도 정돈되는 것 같습니다."

강종석 | 24세, 학생

天符經

無人化二九妙動人一
極二匱人八一不明終
三一無三七七變昻無
析地鉅二生五用陽終
一一十地六環來太一
始一積三合成萬本一
無天一二三四往心地
始本三炎大三萬本天
一盡一三三運衍本中

천부경 전문 해설

우주만물은 하나에서 비롯되나 이 하나는 하나라고 이름 붙이기 이전의 하나이며 본래부터 있어온 하나다. 하나는 하늘과 땅과 사람 세 갈래로 이루어져 나오지만, 그 근본은 변함도 없고 다함도 없다. (一始無始一析三極無盡本)

하늘의 본체가 첫 번째로 이루어지고, 그 하늘을 바탕으로 땅의 본체가 두 번째로 이루어지고, 그 하늘과 땅을 바탕으로 사람의 본체가 세 번째로 이루어진다. (天一一地一二人一三)

이렇게 변함없는 하나가 형상화되기 이전의 하늘, 땅, 사람의 순서로 완성되면서 새로운 하나를 이룬다. 이 새로운 하나는 한정도 없고 테두리도 없다. 이 새로운 하나가 바로 형상화된 하늘과 땅과 사람이다. (一積十鉅無匱化三)

형상화되기 이전의 하늘, 땅, 사람과 형상화된 하늘, 땅, 사람이 어울리면서 음과 양, 겉과 속, 안과 밖이 생겨난다. (天二三地二三人二三)

하늘에는 밤과 낮이 있고, 땅에는 물과 뭍이 있으며, 사람에게는 남녀가 있어서 이 둘의 조화를 통해 천지는 운행을 하고, 사람과 만물은 성장하고 발달해 나간다. (大三合六生七八九運)

이렇듯 하늘과 땅과 사람이 원래의 근본 상태, 형상화되기 이전의 상태, 형상화된 상태, 형상화되기 이전과 형상화된 상태가 어울려 작용하는 상태, 이 네 단계를 거쳐 우주만물이 완성되며, 우주만물은 본래 따로 뗄 수 없는 한 덩어리다. (三四成環五七一)

이렇게 하나가 묘하게 피어나 우주만물이 형성되며, 그 쓰임은 무수히 변하나 근본은 다함이 없다. (妙衍萬往萬來用變不動本)

마음의 근본과 우주만물의 근본이 하나로 통할 때 일체가 밝아진다. 이렇게 마음을 밝힌 사람에게는 하늘과 땅이 하나로 녹아 들어가 있다. (本心本太陽昂明人中天地一)

우주만물은 하나로 돌아가고 하나에서 끝이 나지만, 이 하나는 하나라고 이름 붙이기 이전의 하나이며 끝이 없는 하나다. (一終無終一)

맺음말

 살다보면 균형을 잡기 어려울 때가 있다. 자기도 모르게 한쪽으로 치우치거나 중심을 잃고 넘어지려 할 때가 있다. "어어……" 하는 느낌이 드는 바로 그 순간, 얼른 정신을 차리고 그 무엇에도 치우치지 않는 우리 안의 절대적인 중심을 되찾아야 한다. 모든 것을 있는 그대로 바라볼 수 있는 관찰자의 눈, 삶에 조화와 균형과 창조적인 질서를 가져다주는 힘을 회복해야 한다.

 그것을 가능하게 하는 비밀은 바로, 모든 생명의 안팎과 생명 사이를 흐르는 에너지를 느끼는 것이다. 우리 몸과 주위를 자유롭게 흐르는 그 생명의 흐름, 에너지를 느낄 때 "어어……" 하는 대신 "휴~" 하는 깊은 숨이 쉬어지고, 번잡하던 생각이 잦아들며 마음은 평정을 회복하게 된다.

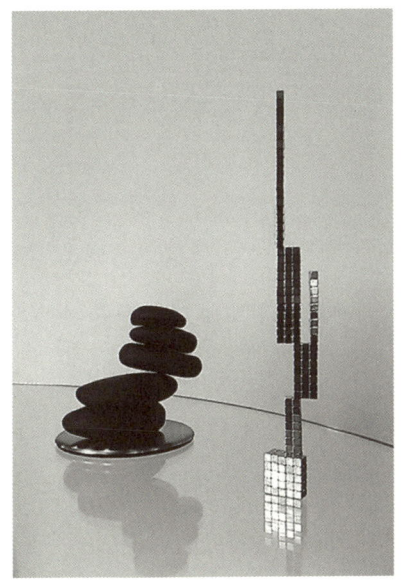

자석으로 만든 소나무와 바위

위의 사진은 내가 자석을 가지고 이리저리 놀던 중에 만들어본 소나무와 바위를 찍은 것이다. 곧 무너질 듯 위태위태하지만 중심을 잃지 않고 저런 모양을 유지할 수 있는 까닭은 자석들 사이에 작용하는 밀고 당기는 힘 때문이다.

우리 세상살이의 이면에도 똑같은 힘이 존재한다. 내

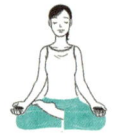

몸 안에서뿐만 아니라, 나와 다른 사람 사이, 인간과 다른 생명 사이, 나아가 모든 생명과 지구와의 사이에도. 그렇기 때문에 끊임없이 밀고 당기고 열리고 닫히는 그 모든 관계에서 균형과 조화를 유지하는 감각을 기르는 것은 단지 내 개인의 삶뿐만 아니라 모든 생명을 이롭게 하는 아주 중요한 공부이다.

틈나는 대로 자석을 가지고 놀며 명상하면서 에너지에 대한 감각을 깨우고 에너지를 쓰는 연습을 많이 해보았으면 한다. 그러는 중에 자연스럽게 우리의 몸과 마음과 이 세상을 움직이는 이치를 더 깊이 이해하게 될 줄로 믿는다. 에너지에 대한 체험과 이해가 깊어질수록 우리는 생명을 살리는 일에 마음이 끌리고, 마음이 끌리는 일을 하지 않고는 못 배길 것이다.

자기명상을 만나볼 수 있는 곳

멘탈헬스방송은 힐링전문 인터넷 방송으로 회원 5만을 갖춘 국내 최대 체험형 힐링사이트입니다.

멘탈헬스방송 사이트에서 행복습관을 만드는 자기명상에 대한 다양한 정보와 수련법을 만나볼 수 있습니다.

멘탈헬스방송
www.mentalhealthTV.kr

자기명상

초판 1쇄 인쇄 2013(4346)년 6월 10일
초판 1쇄 발행 2013(4346)년 6월 14일

지은이·이승헌
펴낸이·심정숙
펴낸곳·(주)한문화멀티미디어
등록·1990. 11. 28. 제 21-209호
주소·서울시 강남구 논현2동 277-20 논현빌딩 6층 (135-833)
전화·영업부 2016-3500 편집부 2016-3507 팩스 2016-3541
http://www.hanmunhwa.com

편집·이다향 강정화 최연실 진정근
디자인 제작·이정희 목수정
경영·강윤정 권은주 | 홍보·박진양 임선환
영업·윤정호 조동희 | 물류·윤장호 박경수

만든 사람들
기획총괄·고훈경 | 편집·이다향 강정화 | 디자인·이정희

ⓒ 이승헌, 2013
ISBN 978-89-5699-215-0 13690

잘못된 책은 본사나 서점에서 바꾸어 드립니다.
저자와의 협의에 따라 인지를 생략합니다.
본사의 허락 없이 임의로 내용의 일부를 인용하거나
전재, 복사하는 행위를 금합니다.